JN089650

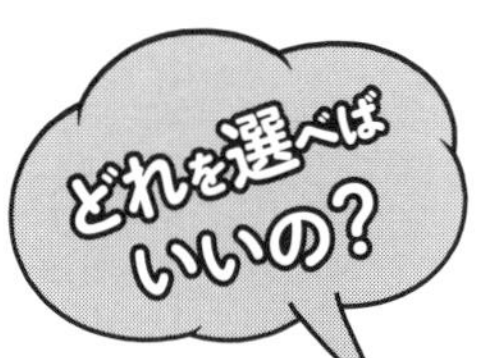

最新版

食品添加物ハンドブック

Food Additive Handbook

渡辺雄二

Yuji Watanabe

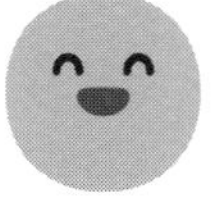
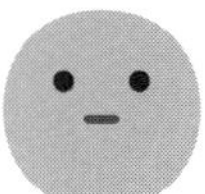
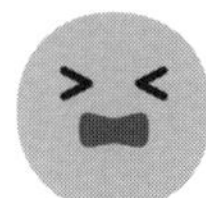

ビジネス社

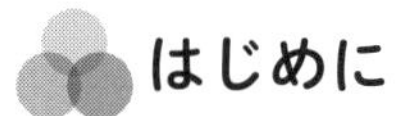

はじめに

添加物の安全性は人間で確認されていない

コンビニやスーパー、ドラッグストアなどではありとあらゆる食品が販売されていますが、それらはすべて２種類の原材料で製造されています。一つは、米、小麦粉、野菜類、果物類、食塩、しょうゆ、みそ、砂糖などの食品原料です。そして、もう一つが、着色料、保存料、調味料、甘味料、酸味料、香料、膨張剤などの食品添加物です。

食品原料は、人間の長い食の歴史によって安全性が確認されているものです。一方、添加物が盛んに使われ出したのは第二次世界大戦後のことであり、まだ75年くらいしか経っていません。しかも、その安全性はネズミやウサギ、イヌなどの動物によって調べられたものであり、人間によって調べられているわけではありません。つまり、人間にとって本当に安全かどうかはわからない状態なのです。

しかも、驚いたことに、動物実験で一定の毒性が認められたにもかかわらず、添加物として使用が認められているものが少なくないのです。たとえば、「赤色２号（赤２）」という合成着色料は、アメリカでは、動物実験の結果、「発がん性の疑いが強い」という理由で使用が禁止されました。ところが、日本では今でも使用が認められ、業務用かき氷シロップなどに使われています。ほかにも、動物実験で発がん性が認められたり、その疑いのある添加物が数多く使われているのです。

さらに、動物実験で催奇形性（さいきけいせい）（胎児に障害をもたらす毒性）が認められたり、血液に異常を起こしたり、腎臓や肝臓などに障害をもたらす結果が得られているにもかかわらず、使用が認められているものもたくさんあるのです。

添加物の微妙な影響は動物ではわからない

また、動物実験でわかるのは、がんができるか、腎臓や肝臓などの臓器に障害が出るか、体重が減るかなど、かなりはっきりとわかる症状です。

ところが、私たち人間は添加物を摂取（せっしゅ）した際に微妙な症状があらわれることがあります。すなわち、舌や歯茎の刺激感、あるいは胃が張ったり、痛んだり、もたれたりなどの胃部不快感、さらに下腹の鈍痛、アレルギーなどです。しかし、こうした自分で訴えないと他人には伝わらない症状は、動物では確かめようがないのです。

しかも、人間が受けるそうした微妙な影響は、添加物が複数使われていた時にあらわれやすいと考えられます。実際、食品には複数の添加物が使われていることがほとんどです。それらの食品を食べると、いろいろな添加物の刺激を胃や腸などの粘膜が受けることになります。しかし、動物実験では、複数の添加物をあたえるという実験はまったくといっていいほど行われていません。1品目についてのみ、調べられているだけなのです。つまり、複数の添加物の影響については、まったくわかっていないのです。

カップラーメンやカップ焼きそばなどには実に15種類以上もの添加物が使われています。それらが一度に胃の中に入った時にどんな影響を受けるのか、そうしたことはまったく調べられていないのです。

がんは何より予防が大事

ところで、現在がんを発病する日本人は、2人に1人という状況です。国立がんセンターによると、日本人が生涯でがんになる確率は男性が62％、女性が47％であり（2014年データに基づく累計罹患リスク）、このデータからおおよそ2人に1人ががんを発病しているということになるのです。

日本人が発病するがんの中でもっとも多いのは大腸がんです。そして、２番目が胃がんです（国立がん研究センター『2018年がん統計予測』）。胃も大腸も食べ物が通過する臓器であり、発がんには食べ物が関係していることは間違いありません。とくに加工食品に使われている添加物が関係していると考えられるのです。

ですから、がんを予防するためには、発がん性やその疑いがある危険性の高い添加物を避けるようにすることが必要なのです。本書では、添加物の危険度を３段階に分類し、危険性の高い添加物を一目でわかるようにしています。

がんは以前のように、必ずしも死に至る病ではなくなりましたが、一度がんを発病すれば、その検査や治療は大きな苦痛を伴うケースが多く、また経済的負担も大変です。したがって、がんは予防することが何より大事なのです。本書を参考にしていただき、それを実践していただければと思います。

[最新版] 食品添加物ハンドブック●目次

第1部　食品添加物とは

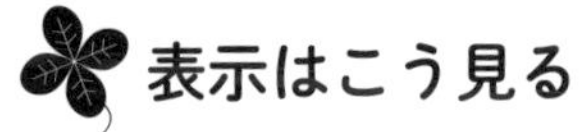

表示はこう見る

危険性の高い添加物を避けるためには、まず食品の原材料名を見て、添加物を正確に見極めなければなりません。そのためには、食品原料と添加物を見分けることが大切です。

9ページの図1を見てください。これは、あるハムメーカーのロースハムの原材料名です。これらには、食品原料と食品添加物が表示されていますが、どれが食品原料でどれが添加物かおわかりになるでしょうか。真ん中くらいに「／」がありますが、その後がすべて添加物で、それ以前が食品原料なのです。

現在、食品の原材料は食品表示法に基づいて表示が義務づけられていますが、**まず食品原料を使用量の多い順に書き、その次に添加物をやはり使用量の多い順に書くことになっています。**

このロースハムの場合、食品原料の中では「豚ロース肉」が一番多いので、それが最初に書かれています。そして、それ以降多い順に「豚肉」「卵たん白」「大豆たん白」などと続き、「香辛料」で食品原料は終わりです。そして、「／」の次からが添加物となります。

添加物の中では、「調味料（有機酸等）」が一番多いのでそれが最初に書かれ、「リン酸塩（Na）」「カゼインNa」「酸化防止剤（ビタミンC）」などと使用量の多い順に続き、「香辛料抽出物」で終わりです。

2015年4月から施行された食品表示法では、食品原料と添加物とを区別して書くように定めていますが、この法律が施行される以前は、それらの区別がありませんでした。そのため、「わかりにくい」という消費者の声が多く、それに応える形で消費者庁が区別して表示するようにしたのです。

図1 あるハムメーカーのロースハムの原材料表示

名　称	ロースハム
原材料名	豚ロース肉、豚肉、卵たん白、大豆たん白、食塩、乳たん白、豚コラーゲン、香辛料／調味料（有機酸等）、リン酸塩（Na）、カゼインNa、酸化防止剤（ビタミンC）、発色剤（亜硝酸Na）、コチニール色素、甘味料（アセスルファムK、スクラロース、ネオテーム）、香辛料抽出物

図１のロースハムでは、食品原料と添加物との間に「／」を入れて区別していますが、このほか、食品原料と添加物を別々に囲って書いたり、改行して区別するなどの方法があります。食品原料と添加物とが区別されていれば、いずれの方法でもよいことになっています。実際には「／」を入れて区別する記載方法が多くなっています。

なお、食品表示法は移行期間が５年間と設定されているため、2020年４月からは、市販のすべての製品で区別して書かれるようになりますが、それまでは区別しなくてもよいことになっています。

ちなみに、食品の容器・包装には、原材料名のほかに、内容量、賞味期限（おいしく食べられる期限）、保存方法なども書かれていますが、これらはとくに説明しなくてもわかっていただけると思います。なお、賞味期限はよく話題になりますが、それを過ぎたからといって食べられなくなるわけではありません。あくまで「おいしく食べられる期限」の目安です。

原材料名と賞味期限などを理解してもらえれば、コンビニやスーパーなどでどんな食品の表示を見ても、だいたいわかっていただけると思います。

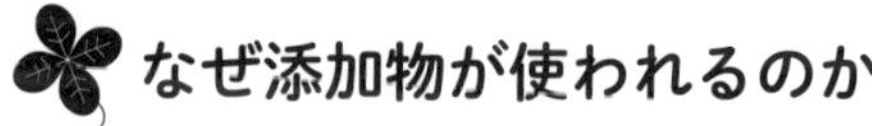

なぜ添加物が使われるのか

食品は、本来食品原料だけから作られるべきものです。家庭で料理を作る時にしょうゆやみそなどの調味料は使いますが、添加物を使うことはまずありません。江戸時代でも添加物は使われなかったでしょうし、明治や大正でもほとんどなかったでしょう。添加物が使われるようになったのは、戦後のことなのです。

食品は炭水化物やタンパク質などの栄養素を含んでいます。それらは細菌やカビにとっても栄養ですから、時間が経つと細菌やカビが増えて腐ってきます。食品を作ってすぐに食べればそういうことはありませんが、コンビニ弁当のように製造してからお客が口にするまでに一定の時間がかかる場合、腐敗を防ぐ必要があります。そのために防腐効果のある添加物、すなわち保存料が必要となってきます。現在、コンビニ弁当には保存料はほとんど使われていませんが、その代わりに保存効果のある酸味料やpH（ペーハー）調整剤などが使われています。

さらに、具材を手っ取り早く味付けできる調味料がたくさん使われたり、色を鮮やかにする着色料も使われたりします。このほか、トロミをつけたり、甘味をつけたりと、いろいろな目的で添加物が使われます。こうして添加物の数と量が増えてしまうのです。

ハムの場合は、豚肉をきちんと塩水漬けして、くん煙すれば、添加物は必要ありません。しかし、そうすると、時間も手間もかかりますから、いろいろな添加物を加えて、器械で短時間に作るということが行われています。また、ハムの色が変色したり、細菌が増えたりするのを防ぐためにも添加物が必要となります。ちなみに、この役目をしているのが、「発色剤（亜硝酸Na）」です（図

１参照)。こうしてたくさんの添加物が使われることになるのです。

このほかの加工食品でも、基本的には同じです。食品メーカーにとっては、添加物は実に便利で、製造コストを安くできるものなのです。そのため、どうしても安易に使ってしまいがちになり、ほとんどの加工食品に使われているという状況になっているのです。

なお、添加物は、食品衛生法で、「食品の製造の過程において又は食品の加工若しくは保存の目的で、食品に添加、混和、浸潤その他の方法によって使用する物」(第４条)と定義されています。つまり、添加物は、本来の食品(食品原料)とは明確に区別されており、食品とは「別物」ということです。

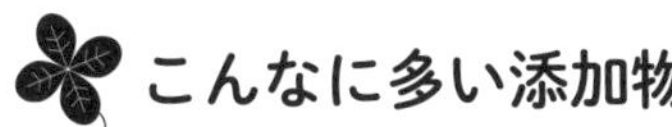

こんなに多い添加物

添加物には、指定添加物と既存添加物があります。

指定添加物は、厚生労働大臣が「使用してもよい」と定めたもので、石油製品などを原料に化学的に合成された合成添加物がほとんどです。ただし、少しだけ天然由来のものもあります。

既存添加物は、長い食経験があるため、例外的に使用が認められているもので、自然界に存在する植物、海藻、昆虫、細菌などから抽出された特定の成分で、すべて天然添加物です。

指定添加物は年々増えていて、2020年２月現在で464品目もあります。また、既存添加物は、365品目あります。これらは厚生労働省のホームページにリストアップされており、これら以外のものを添加物として使うことは禁止されています。

なお、**添加物にはほかに、一般飲食物添加物と天然香料があり**

ます。

一般飲食物添加物は、一般に食品として利用されているものを添加物の目的で使ったり、または食品から特定の成分を抽出して添加物として使うというものです。全部で100品目程度がリストアップされています。ただし、これはリストアップされているだけで、指定添加物や既存添加物と違って、リストにないものでも使うことができます。その点が大きな違いです。もともと食品として利用されているものなので、安全性が高いために、規制が行われていないのです。

天然香料は、なんと600品目程度リストアップされています。これは、自然界に存在する植物や海藻、きのこなどから香料成分を抽出したものです。しかし、天然香料も、一般飲食物添加物と同様で、リストにないものでも使うことができます。

これらをいろいろ組み合わせて食品に添加するわけですから、その組み合わせは膨大な数にのぼります。

図2　食品添加物の分類

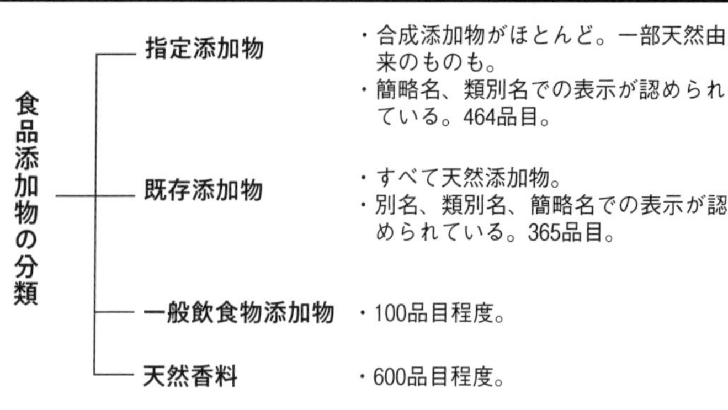

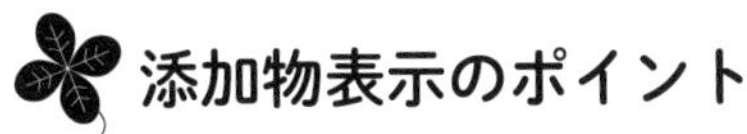

添加物表示のポイント

添加物は、9ページの図1に示したように食品の原材料名の欄に表示されています。そこにズラズラッと書かれた添加物がどんなものかを理解するには、まず、**物質名と用途名について理解することが大切です。**

物質名とは、添加物の具体的な名称です。前掲の図1では、「カゼインNa」「ビタミンC」「亜硝酸Na」「コチニール色素」「アセスルファムK」「スクラロース」「ネオテーム」などが物質名です。指定添加物も既存添加物も、あるいは一般飲食物添加物も、原則としては、すべて物質名を表示することになっています。

一方、「酸化防止剤」「発色剤」「甘味料」などの名称は用途名です。つまり、どんな用途に使われているかを示しています。酸化防止剤は、食品が酸化して変質するのを防ぐものです。発色剤は、やはり食品が酸化して変色するのを防いできれいな色に保つものです。甘味料は文字どおり、甘味をつけるものです。

図1で、「酸化防止剤（ビタミンC）」という表示は、酸化防止剤としてビタミンCを使っているという意味です。同じく「発色剤（亜硝酸Na）」は、発色剤として亜硝酸Naを使っているという意味です。このように**物質名と用途名が両方書かれているものを、用途名併記といいます。**消費者がどんな添加物がどんな用途に使われているのかわかるように、用途名併記が義務づけられているのです。

指定添加物も既存添加物も、一つ一つその用途がおおよそ決まっています。そこで、次のような用途に使われている添加物は、物質名と用途名の併記が義務づけられています。

・酸化防止剤……酸化を防止する
・発色剤……黒ずみを防いで、色を鮮やかに保つ
・甘味料……甘味をつける
・保存料……保存性を高める
・防カビ剤……カビの発生や腐敗を防ぐ
・着色料……着色する
・漂白剤……漂白する
・糊料（こりょう）（増粘剤（ぞうねんざい）、ゲル化剤、安定剤）……トロミや粘性をもたせたり、ゼリー状に固める

くり返しになりますが、これらの用途で使われる添加物は、物質名と用途名の併記が義務づけられています。

たとえば、漬け物などに使われる「ソルビン酸Ｋ（カリウム）」は、保存料として使われますので、「保存料（ソルビン酸Ｋ）」という表示になります。インスタントラーメンなどに酸化防止の用途で使われるビタミンＥは、「酸化防止剤（ビタミンＥ）」、業務用シロップなどに着色料として使われる「赤色２号」は「着色料（赤２）」という表示になります。

ただし、着色料の場合、添加物名に「色」の文字がある場合、用途名を併記しなくてよいことになっています。図１の「コチニール色素」は、「色素」の文字があるので、用途名は併記されていません。着色料と書かなくても、使用目的がわかるからです。

それから、これが重要なのですが、**用途名併記の添加物は、毒性の強いものが多いので要注意です**。ただし、すべてが毒性が強いというわけではなく、ビタミンＥやビタミンＣのように毒性がほとんどないものもあります。

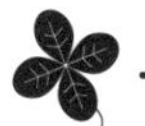 一括名表示という抜け穴

ここまでの説明では、添加物はすべて物質名で表示され、酸化防止剤や発色剤、保存料などは用途名も併記されるということで、「なんてすばらしい表示制度なんだ！」と思う人も少なくないと思います。ところが、**実際には添加物の多くが、物質名を表示されていないのです。なぜなら、一括名表示という大きな抜け穴があるからです。**

一括名とは、用途名とほぼ同じです。図3を見てください。これは、ある香辛料メーカーのチューブ入り香辛料（わさび）の原材料名です。

図3　ある香辛料メーカーのチューブ入り香辛料（わさび）

名　称	わさび
原材料名	本わさび、コーン油、食塩／ソルビット、加工デンプン、トレハロース、セルロース、酸味料、香料、増粘剤（キサンタン）

ここで、「酸味料」と「香料」とありますが、これらが一括名なのです。

酸味料とは、酸味をつける目的で添加されるものであり、これは用途名とほぼ同じなのですが、その後に物質名が書かれていません。実際には、酢酸やクエン酸、乳酸などが使われているのですが、その具体名（物質名）は表示しなくても「酸味料」とだけ表示すればよいのです。これが、一括名表示です。香料の場合、独特の香りをつけるために使われていて、数多くの品目がありますが、それらをいくつ使っても「香料」とだけ表示すればいいのです。

この場合、消費者は具体的にどんな添加物が使われているのかわかりません。酸味料としては、酢酸やクエン酸、乳酸のほかに、アジピン酸など全部で25品目程度ありますが、どれを使っても、またいくつ使っても「酸味料」とだけ表示すればいいのです。一つ一つ全部表示させると、表示しきれないケースが出てきます。それで、こうした一括名表示が認められているのです。「そんなのおかしい！」と誰もが感じると思いますが、これが現実なのです。

実は一括名表示が認められている添加物は、とても多いのです。それは、次のようなものです。

・酸味料……酸味をつける
・香料……香りをつける
・調味料……味付けをする
・膨張剤……食品を膨らます
・ｐＨ（ペーハー）調整剤……酸性度やアルカリ度を調節する、保存性を高める
・乳化剤……油と水を混じりやすくする
・イーストフード……パンをふっくらさせる
・豆腐用凝固剤……豆乳を固める
・かんすい……ラーメンの風味や色を出す
・ガムベース……ガムの基材となる
・チューインガム軟化剤……ガムを軟らかくする
・苦味料（くみりょう）……苦味をつける
・光沢剤（こうたくざい）……つやを出す
・酵素……タンパク質からできた酵素で、さまざまな働きがある

以上です。なお、調味料の場合、アミノ酸、核酸、有機酸、無機塩の４種類があり、そのいずれかを表示することになっていま

す。たとえば、アミノ酸のL-グルタミン酸Naを使っていた場合、「調味料（アミノ酸）」という表示になります。

それぞれの一括名に当てはまる添加物は、だいだい数十品目あり、合成の香料は160品目程度あります。したがって、添加物の多くは、これらのいずれかの一括名に当てはまることになり、結局のところ、物質名は表示されないことになってしまうのです。

酸味料や香料など、一括名表示のものにどんな添加物があるかは、本書第２部の事典のページを参照してください。

なお、一括名表示が認められている添加物でも、メーカーの判断で物質名を表示してもかまいません。原則は物質名表示なのですから。たとえば、豆腐用凝固剤の場合、たいてい物質名が表示されています。しかし、こうした例はごく一部に限られ、一括名表示が認められているものは、ほとんど一括名が表示されています。

一括名表示が認められている添加物は、いずれもそれほど毒性の強いものはありません。合成香料の中には毒性の強いものもありますが、添加量がわずかなため、影響が少ないと考えられています。そのため、物質名ではなく、一括名表示が認められているという面もなくはありません。

表示されない添加物

さらに、**使われていても表示されない添加物もあるのです。なぜなら、表示免除が認められているからです。**それは、次の３種類です。

まず、**栄養強化剤（強化剤）**です。これは、食品の栄養を高めるためのもので、ビタミン類、アミノ酸類、ミネラル類があります。体にとってプラスになり、安全性も高いと考えられているので、表示が免除されているのです。

次に、**加工助剤**。これは、食品を製造する際に使われる添加物で、最終の食品には残らないもの、あるいは残っても微量で食品の成分には影響をあたえないものです。たとえば、「塩酸」や「硫酸」がこれに当たります。これらは、タンパク質を分解するなどの目的で使われていますが、「水酸化ナトリウム」（これも添加物の一つ）などによって中和して、食品に残らないようにしています。この場合、加工助剤とみなされ、表示が免除されます。水酸化ナトリウムも中和されるので、加工助剤とみなされます。

もう一つは、**キャリーオーバー**です。たとえば、せんべいの原材料は、米としょうゆですが、しょうゆの中に保存料が含まれていることがあります。この際、保存料が最終食品のせんべいに残らないか、あるいは残っても微量で効果を発揮しない場合、それはキャリーオーバーとなり、表示免除となるのです。したがって、「米、しょうゆ」という表示になります。

このほか、店頭でバラ売りされている漬け物や佃煮、あめ、パンなど、あるいは物産展のたらこや明太子なども、添加物の表示が免除されています。また、惣菜店で作られた惣菜、弁当店で作られた弁当、レストランや食堂で出される料理なども、表示免除になっています。つまり、**容器・包装に入っていない食品は、表示免除になっているのです。**

ただし、スーパーや果物店などで売られているオレンジ、グレープフルーツ、レモン、ライムなどの**かんきつ類で、防カビ剤が使**

われていた場合、容器・包装に入っていなくても、ポップやプレートなどを設置して、それに使われている防カビ剤の物質名を表示しなくてはなりません。防カビ剤は毒性が強いため、消費者に使用の有無を知らせる必要があるからでしょう。

また、**あめやビーンズなども、それに合成甘味料の「サッカリン」「サッカリンNa」「サッカリンCa（カルシウム）」が使われていた場合、容器・包装に入っていなくても、表示しなければなりません。**これらの合成甘味料は、いずれも発がん性の疑いがもたれているものです。

図4 食品添加物の表示

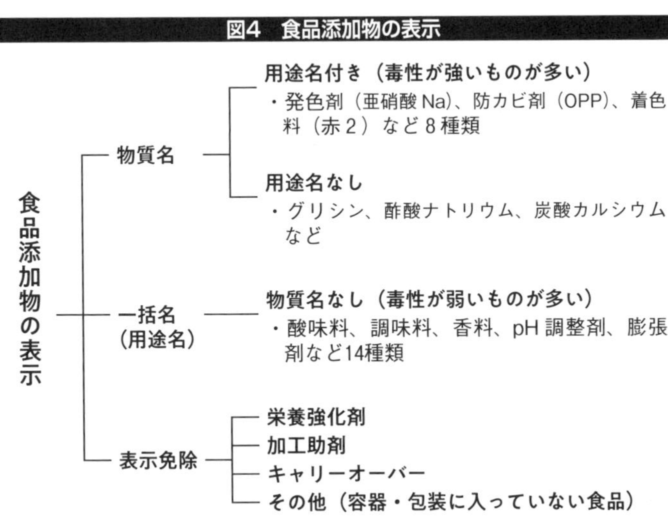

食品添加物の毒性

✼発がん性

食品添加物の毒性はいろいろありますが、もっとも怖いのは発がん性です。発がん性は、添加物をラット（実験用白ネズミ）やマウス（ハツカネズミ）などに長期間、あるいは一生涯あたえて、がんが発生するかどうかを調べて判断されます。がんの発生が認められれば、発がん性があるということになります。

信じられないことなのですが、これまで動物実験で発がん性が認められたにもかかわらず、今も使用されている添加物がいくつもあるのです。

たとえば、輸入されたレモンやオレンジ、グレープフルーツなどに使われている防カビ剤の「OPP（オルトフェニルフェノール）」は、東京都立衛生研究所（現・東京都健康安全研究センター）が行った動物実験で、発がん性のあることが明らかになっています。ところが、OPPの使用を禁止すると、アメリカ側が日本にレモンなどを輸出できなくなるため、厚生労働省は今でも使用を認めているのです。

酸化防止剤の「BHA（ブチルヒドロキシアニソール）」もそうです。大学の動物実験で発がん性があることが確認されましたが、使用を禁止しようとしたら、欧米からクレームが来て（それらの国では使用が認められていて、日本が禁止すると、自国が混乱するという理由から）、厚生労働省は禁止の方針を変え、今でも使用が認められているのです。

今や日本人の２人に１人ががんを発病していることがわかっています。発がん性のある添加物をとり続けたことが、一因になっていると考えられます。

✲催奇形性（さいきけいせい）

動物の胎児に対して、奇形を発生させる毒性を催奇形性といいます。細胞分裂が盛んに行われている胎児の細胞や遺伝子が何らかの影響を受けて起こると考えられます。

添加物の中には、催奇形性のあるものがあります。やはり輸入のレモンなどに使われている防カビ剤の「TBZ（チアベンダゾール）」は、東京都立衛生研究所の動物実験で催奇形性のあることが確認されました。しかし、OPPと同じ理由で今でも使用が認められています。こうした添加物が、妊娠した女性のお腹の赤ちゃんにどんな影響をもたらしているのか、大変心配されるところです。

✲変異原性

発がん性や催奇形性に密接に関係する毒性として、「変異原性」があります。これは、遺伝子に作用して、それを変異させる毒性です。変異原性を調べる方法として、次のような四つの試験法があります。

・突然変異性試験

ある種のアミノ酸を合成できないようにしたサルモネラ菌を用いて、それに添加物を作用させて、突然変異を起こすかどうかを調べる。

・染色体異常試験

動物や人間の細胞を用いて、それらに添加物を作用させて、染色体が切断されるなどの異常があらわれるかどうかを調べる。

・DNA修復試験

枯草菌（納豆菌の仲間）に添加物を作用させて、DNA修復に異常を起こすかどうかを調べる。

・マウス小核試験

マウスの体内に添加物を投与して、赤血球に染色体異常を起こすかどうかを調べる。

これらの試験で、「陽性」という結果が出れば、変異原性があるということになります。「陰性」はその逆です。変異原性のある化学物質は、発がん性の可能性があることがわかっています。そのため、まず変異原性試験を行い、それが認められた添加物に対して、発がん性試験が行われています。もし、変異原性がまったくないという結果であれば、「発がん性の可能性はほとんどない」と判断されます。

✼慢性毒性

このほか、慢性毒性も気になるところです。これは、添加物を長期間摂取することによって、肝臓や腎臓、その他の臓器、体重、血液などにあらわれる悪影響のことです。動物実験で慢性毒性が認められているにもかかわらず、今も使用が認可されている添加物がけっこうあります。

✼急性毒性

中毒などすぐにあらわれる毒性のことです。添加物の中には、「亜硝酸Na」など急性毒性の強いものがありますが、添加できる量が制限されているため、中毒を起こすことはまずありません。しかし、急性毒性の強いものを添加物として利用すること自体に問題があります。

さらに、添加物がホルモンのバランスを乱したり、免疫システムを乱して、アレルギーを引き起こしたりすることなども心配されます。ホルモンや免疫などへの影響は動物実験ではわかりにくいため、これまでほとんど調べられてきませんでした。ただし、環境ホルモン（内分泌撹乱化学物質）のことが問題になったり、アレルギーの人が増えているため、最近は調べられるようになってきました。しかし、やはり動物でこうした毒性がどの程度わかるのかは、疑問が残るところです。結局、私たちの体で、調べられているということになるようです。

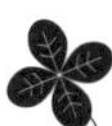 動物実験では微妙な影響はわからない

厚生労働省では、使用を認可した添加物について、「安全性に問題はない」と言っています。しかし、**その安全性は人間で調べられたものではありません。あくまで動物実験の結果に基づいて、「害はないだろう」と推定しているだけなのです。**

動物に害のあるものは、人間にも害がある可能性が高いのは事実です。逆に、動物に害のないものは、人間にも害がない可能性が高いのも事実です。しかし、これはあくまで「可能性」であって、動物に害のないものが、人間に対して本当に害がないのかはわかりません。人間は動物よりも、敏感な面があるからです。

そもそも動物実験で安全性を確認するという方法には限界がある、と私は考えています。人間の体に対する微妙な影響は動物ではわからないからです。たとえば、胃部不快感。カップラーメンやポテトチップスなど添加物の多い食品を食べた際に、胃が重苦しくなったり、張ったように感じたり、気分が悪くなるという経験をした人は少なくないでしょう。これが、胃部不快感です。

動物に添加物をあたえて、こうした症状を観察するのは困難です。動物では、「気分が悪い」「胃が張る」「胃が重苦しい」など、自分で訴えないと他人には伝わらない症状を調べることはできないからです。

このほか、口の中や食道などへの刺激感を調べるのも困難です。また、添加物が消化管から吸収されると、体が熱くなったようで、不快な状態になる時がありますが、これも動物で調べることはで

きません。

さらに、前に書いたようにアレルギーを起こすことはないのか、ホルモンを撹乱することはないのかなどもなかなかわかりません。**動物実験で調べられるのは、急性毒性、発がん性、催奇形性、肝臓や腎臓や血液などへの毒性、体重増加抑制など、症状がはっきりわかるものだけだからです。**

しかし、食品を毎日食べて暮らす私たちにとっては、胃部不快感などの微妙な影響が重要なのです。食事のたびに、口の中が刺激されたり、胃が張ったり、気持ちが悪くなったり、あるいは下痢をしたのではたまったものではありません。こうした影響を受けないためには、添加物が含まれていない食品を食べるしかないということになります。

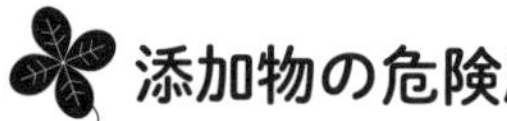

添加物の危険度分類

できれば添加物をまったく含まない食品を食べるのがベストです。しかし、それは現実としては不可能でしょう。コンビニやスーパーなどで売られている食品にはほとんど添加物が含まれ、生協の食品にもやはり添加物は含まれています。そこで、危険性の高い添加物をできるだけとらないようにして、影響をできるだけ少なくするという、現実的な方法をとらざるを得ません。本書では、添加物の危険度を3段階に分類して、それを可能にしました。

危険度3は、「できるだけとらないでほしいもの」、危険度1は、「安全性の高いもの」、そして、危険度2は、それらの中間の添加物です。

✲危険度3（できるだけとらないでほしいもの）   

危険性の高い添加物とは、**発がん性のあるものやその疑いのあ**

るもの、催奇形性があるものやその疑いのあるもの。または慢性毒性（肝臓や腎臓、胃、腸などの臓器、血液などへの悪影響）があるもの、急性毒性が強いもの、中毒症状を起こすもの。また、胃や腸の中で、発がん性物質に変化するものなどです。これらは、できるだけとらないことが望ましいのです。

✼危険度１（安全性の高いもの） 

もともと食品に含まれていて、動物実験でも毒性がほとんど見られない合成添加物。合成添加物の中には、ビタミンＣやビタミンＥなど、もともと食品に含まれる成分を化学的に合成したものが少なくありません。これらは、ふだんから食品とともに摂取しており、動物に投与しても毒性はほとんど見られません。そのため「安全性は高い」と判断しました。

また、食品にもともと含まれる成分を、多少化学変化させたものもありますが、この場合、動物実験などによって、毒性が認められない場合は、危険度１としました。

一方、天然添加物の中には、食品として利用されているものから特定の成分を抽出したものが少なくありません。たとえば、「タマネギ色素」は、タマネギから抽出された色素であり、増粘安定剤の「ペクチン」は、リンゴやサトウダイコンなどから抽出されたものです。こうしたものはふだん食品からも摂取しているので、「安全性が高い」と判断しました。

ただし、この類（たぐ）いのものでも、動物実験で毒性が認められた場合は、「安全性は高い」とはしていません。

また、天然添加物で、食品以外から抽出したものについては、動物実験で毒性が認められず、変異原性も認められない場合は、危険度１としました。

なお、天然添加物の場合、抽出の方法が問題となります。水やお湯（熱水、温水）、あるいはエチルアルコールで抽出した場合は、とくに安全性に問題はありません。しかし、ヘキサンやトルエンという有機溶剤を使うことが少なくありません。これらには毒性があります。

では、それらを使って抽出された添加物は危険かというと、そうとも言い切れません。これらは植物油を製造する際、大豆やたねなどから油を抽出する時にも使われています。もちろん、抽出後に除去されますので、植物油にはほとんど残っていません。

もし、ヘキサンやトルエンを使って抽出した天然添加物をすべて危険とすると、ふだん私たちが食べているサラダ油やコーン油などもすべて危険ということになってしまいます。これは、大きな矛盾をはらむことになります。そこで、これらの有機溶剤は、添加物からは除去されているという前提で、抽出された成分について、危険度を判定しました。

なお、一般飲食物添加物の場合、食品そのものを添加物の目的で使ったり、あるいは食品から一定の成分を抽出して添加物として使っています。それらは、ふだんから食品として摂取しているものなので、安全性は高いといえます。

✼危険度２（危険度３と危険度１の中間） 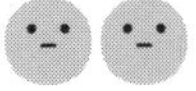

危険度３と危険度１の間のものです。**発がん性や催奇形性、慢性毒性などのはっきりした毒性は認められないが、「安全性が高い」とまではいえない合成添加物**。たとえば、９ページの図１のロースハムに使われている「カゼインNa（ナトリウム）」。これは、牛乳に含まれるカゼインにナトリウムを結合させたもので、一見安全性が高そうに見えるのですが、動物に一定量をあたえると中毒を起こすので、安全とはいえません。また、安全性が十分に確認されていないものも、危険度２となります。

天然添加物の場合、樹木の皮から抽出された成分が数多くあります。こうした食品以外から抽出された天然添加物で、動物実験などによって安全性が確認されていない場合、危険度は2となります。

スーパーやコンビニなどで買い物をする際には、これらの危険度を参考にして製品を選んでほしいと思います。

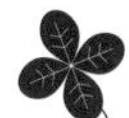

一目でわかる食品の危険度

一つの食品には、何種類もの添加物が使われています。それらの添加物の合計の危険度がどの程度あって、その食品が「食べてもいいのか」「食べないほうがいいのか」わかったら便利です。もちろん添加物は一つずつ毒性が違いますし、単純に危険度を足すということも難しいので、現実としてはこれを示すのはひじょうに困難です。しかし、「だいたいでいいから、目安を示してほしい」という声が多いので、困難を承知でおおよその目安を示したいと思います。

たとえば、添加物の多い食品として、カップラーメンがあります。代表的な「カップヌードル」（日清食品）の添加物は、全部で15種類もあります。これらを第2部に掲載している「食品添加物毒性判定事典」で、一つずつ危険度分類し、それらの点数を足すと、全部で26となります。

一方、ハムも添加物の多い食品ですが、9ページ図1の製品の添加物の危険度点数は、全部で22となります。また同じメーカーの別のハムでは、発色剤の亜硝酸Naが添加されていて、全部で15となります（毒性度の算定については37ページ参照）。

これらの3つの食品は、「食べないほうがいい」食品の代表格です。実際カップラーメンを食べて、胃が痛くなったり、下痢を起こすという人は珍しくありません。私もその1人ですし、そういう知人が何人もいます。中には、夜中にカップラーメンを食べたら、体調が悪かったせいもあって、あまりに激しい下痢と嘔吐がおさまらず、救急車を呼んで入院した知人もいます。

食品の場合、炭水化物、タンパク質、脂肪、ミネラル、ビタミン、食物繊維などさまざまな栄養素が含まれていて、それらは一定のバランスを保っています。ところが、添加物の場合、そうではありません。合成添加物の場合、特定の物質を化学的に合成しており、天然添加物の場合は、特定の成分を抽出しています。

食品はさまざまな成分が含まれているので、それが消化管に入ってきても、特定の成分が刺激をもたらすことはそれほどありません。しかし、添加物の場合、純粋な化学物質や特定の成分が直接消化管に入ってくるので、それが粘膜を刺激すると考えられます。

そのため、敏感な人では、胃部不快感や下痢、時には嘔吐などを起こすと考えられます。したがって、危険度の高い添加物はもちろんのこと、危険度の低い添加物でも、その数が多ければ、それに対する拒否反応も起こりやすくなると考えられます。

したがって、**この「15～26」がひとつの目安と見ることができます。つまり、添加物の危険度の合計がこれくらいあったら、「食べないほうがよい」ということです。**

では、逆にどの程度なら安全といえるのでしょうか。たとえば、「おーい　お茶」（伊藤園）や「伊右衛門」（サントリー）などの緑茶飲料の場合、添加物は「ビタミンC」だけです。危険度の合計は1であり、「これなら、大丈夫」といえるでしょう。

私も時々お茶飲料を飲みますが、胃部不快感を感じたことはありませんし、周囲でもそうした話を聞いたことはありません。

また、豆腐の場合、危険度の合計が2〜4で、これもまず大丈夫でしょう。また、あるメーカーのチョコレート菓子は、危険度の合計が5ですが、この程度ならまず大丈夫と考えられます。したがって、**5以下なら、「まず大丈夫だろう」ということになります。**

それでは、その間、つまり6〜14点のものはどうでしょうか。これらについては、使われている添加物を見て判断していただきたいと思います。もちろん点数の少ないものほど安全性が高まることはいうまでもありません。

以上のことを整理すると、次のようになります。

15点以上……食べないほうがよい
6〜14点……使われている添加物を見て判断
5点以下……まず安心して食べられる

ただし、これはあくまでひとつの目安であって、すべての食品がこれらに必ずしも当てはまるとは限りませんので、その点を十分頭に入れておいてください。それから、「5点以下」の場合でも、「発がん性があったり、その疑いがある」あるいは「催奇形性があったり、その疑いがある」という添加物が入っている場合は、「食べないほうがよい」ということになりますので、その点も注意してください。

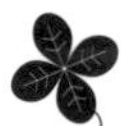

添加物の毒性の回避方法

読者の中には、「添加物の毒性を減らす方法はないものか？」と思っている人も多いでしょう。危険性の高い添加物を含む食品を買わないようにするのがよいのですが、「買った後でわかった」「贈り物にもらってしまった」という人もいると思います。ここでは、添加物の毒性を回避する方法をいくつか紹介したいと思います。

✲漬け物

漬け物には、保存料の「ソルビン酸K（カリウム）」や「赤色102号」「黄色４号」などがよく使われています。それらは、汁に溶けていますので、汁を捨ててしまうことで、保存料や合成着色料の摂取を減らすことができます。

✲ハム、ウインナーソーセージ

ハムやウインナーソーセージなどには、発色剤の「亜硝酸Na（ナトリウム）」や保存料の「ソルビン酸」などが使われています。これらはお湯で煮立てると、ある程度溶け出すといわれています。切れ目をたくさん入れれば、それだけ溶け出す量も多くなります。また、フライパンでハムやウインナーソーセージと野菜などを炒めた際、汁には添加物が溶け出しているので、汁は捨てたほうがよいでしょう。

ちなみに、ハムやウインナーソーセージには、酸化防止剤の「ビタミンC」が添加されていますが、これは、亜硝酸Naが胃の中で、発がん性のあるニトロソアミン類に変化するのを防ぐ働きがあるとされています。

なお、市販のハムやウインナーソーセージでも、亜硝酸Naを使っていない製品があります。たとえば、信州ハム（長野県上田市）のグリーンマークシリーズの製品には、亜硝酸Naは使われていません。また、大手ハムメーカーのウインナーソーセージでも、亜硝酸Naを添加していない製品があります。いずれも一般のスーパーで売られています。

✤インスタントラーメン、カップラーメン

インスタントラーメンの場合、ゆでこぼし、すなわちめんをゆでたお湯を捨てることで、それに溶け出した添加物をとらないですみます。同時に、油が酸化してできた有害な過酸化脂質も減らすことができます。過酸化脂質は、下痢や胸焼けの原因となります。

カップラーメンの場合は、めんの入ったカップにお湯を入れてから、それをいったん捨てて、もう一度お湯を入れるようにすることで、ゆでこぼしが可能になります。ただ、発砲スチロールのカップは、お湯を入れると、発がん性のあるスチレンが微量ながら溶け出すので、避けたほうがよいでしょう。瀬戸物のカップなどにめんや具を入れれば、その心配はなくなります。

✤バナナ

バナナには、防カビ剤の「TBZ」が使われていることがありますが、それは軸のところに浸透していることが多いので、軸に近いほうの実の部分を捨てれば、TBZの摂取量を減らすことができます。

第2部　食品添加物毒性判定事典

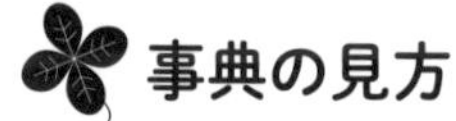

事典の見方

✼配列について

・食品の「原材料名」に表示されている添加物の名前、一括名、用途名、さらに、わかりにくい用語について、「五十音順」に並べました。

・ただし、洋数字で表記してある数字の中で、名称の途中や最後に洋数字が入っているもの（例：赤色102号、ビタミンB$_2$など）は、読み方ではなく、数字が小さいものから順に並べてあります。

・長音「ー」は、前の母音を重ねたものとして並べてあります。

（例）　イーストフード→イイストフウド

・長音以外の「(　)」「—」「,」などの記号は、読みには関係ないものなので、無視してください。

✼日本語以外の表記について

アルファベットで略して表されるもの、またギリシャ文字は、そのままアルファベット・ギリシャ読みをしてください（ただし、元素記号とpH（ペーハー）調整剤は除く）。

（例）

・OPP →オーピーピー：事典の「お」の部分を見る

・L－アラビノース→エルアラビノース：事典の「え」の部分を見る

・β－カロチン→ベータカロチン：事典の「へ」の部分を見る

（ギリシャ文字の読み方）

・α→アルファ

・β→ベータ

・γ→ガンマ

・δ→デルタ
・ε→イプシロン

（元素記号の読み方）
「Na」「Ca」「Mg」「K」の元素記号については、日本語読みをしています。
・K→カリウム
・Ca→カルシウム
・Na→ナトリウム
・Mg→マグネシウム

✼見出しについて

基本的には物質名で紹介しています。ただし、物質名があまり使用されず、簡略名や別名・類別名などのほうが慣習的に使用されているものは、これを見出しにしました。

名称に元素記号が入っているものは、記号・日本語のどちらでも表示してよいことになっています。本事典では、一つの見出しで紹介しています。

（例）クエン酸Na（ナトリウム）→「クエン酸Na」または「クエン酸ナトリウム」の意

いくつもの表示名があるものについては、「→」によって別の名称を参照できるようになっています。

✼添加物についての説明

添加物の物質名を五十音順に並べました。「用途」「主な使用食品」「表示名」「合成か天然か」「危険度」「毒性」、そして添加物の解説になっています。用途名併記が必要な添加物は、表示名の右に「(用途名併記)」と入れました。なお、表示名は、添加物の名称のほか、簡略名が認められていて、表示スペースをとらない簡略名が使われることが多いので、それを最初に書いています。

天然添加物の場合は別名、類別名・簡略名が認められているため、一つの添加物でも、いくつもの表示名があります。そこで、表示されることが多いものを、その順に書いています。

また、添加物以外でも、つまり食品原料でも、「エリスリトール」や「ポリデキストロース」などわかりにくい言葉も解説しました。

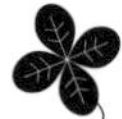危険度・毒性について

✲危険度について

物質名の添加物は、一つずつ危険度を示し、解説しています。危険度は以下のとおり。

危険度 3……できるだけとらないでほしいもの
危険度 1……安全性の高いもの
危険度 2……危険度 1 と 3 の間のもの

しかし、一括名表示が認められている添加物の場合、物質名が表示されることはほとんどありません。そこで、ひとくくりにして解説し、平均的な危険度として判定しています。

ただし、一括名の添加物の中でも、時々物質名が表示されているものがあります。たとえば、「酢酸 Na」や「クエン酸」などです。これらについては、物質名で解説し、危険度を示しました。

栄養強化剤は表示免除になっていますが、「炭酸 Ca」や「葉酸」など物質名で表示されることの多いものがあり、それらも個別に解説しました。

なお、お探しの物質名が見つからない場合は、「酸味料」「pH

調整剤」「膨張剤」「栄養強化剤」などの項を見てください。それらにお探しのものがあると思います。

✲毒性度の算定について

一つの食品に使用されている添加物の危険度を合計することで、「食べてもいい食品なのか」「食べないほうがいい食品なのか」を推測することができます。

①食品の原材料名表示を見て、使用されている添加物を本事典で調べる
②事典の「危険度」の点数を書き出し、合計点を出す
③下記の「添加物から見た、食してよいかの判断の目安」を見て、食べるか・食べないかを自分で判断する

【添加物から見た、食してよいかの判断の目安】

（危険度の合計点数）

15点以上……食べないほうがよい
6～14点……使われている添加物を見て判断
5点以下……まず安心して食べられる

危険度の合計が「5点以下」あるいは「6～14点」の場合でも、「発がん性があったり、その疑いがある」「催奇形性があったり、その疑いがある」という添加物が入っている場合は、「食べないほうがよい」ということになる

ただし、この算定方法は、あくまで一つの目安であって、すべての食品がこれらに必ずしも当てはまるとは限りません。「食べる・食べない」の最終的な診断は、ご自身で行ってください。

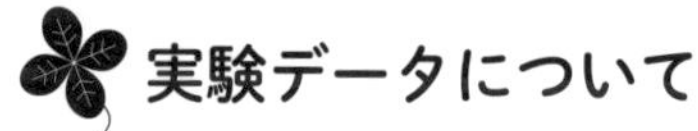

実験データについて

解説には、動物実験のデータがたくさん出てきます。動物実験には、主に２通りあります。添加物をえさに混ぜて食べさせる方法と、添加物を直接口からあたえる方法です。えさに混ぜる場合、ふつうえさに対して５％以下の割合で混ぜます。解説の中で「えさに混ぜて」「～を含むえさを」とあったら、この範囲で混ぜているということです。そして、「大量に混ぜて」は、５％より多く混ぜてという意味です。

添加物を直接動物にあたえた実験では、「添加物をあたえた実験では」という表現になって、この場合、動物の体重１kg当たり１g以下を口からあたえたことを意味します。「大量にあたえた」とあったら、１gより多くあたえたという意味です。

実験データは、主に次の文献を参考にしました。

- 『第７版　食品添加物公定書解説書』（谷村顕雄ほか監修、廣川書店刊）
- 『食品添加物の実際知識第３版および第４版』（谷村顕雄著、東洋経済新報社刊）
- 『既存天然添加物の安全性評価に関する調査研究――平成８年度厚生科学研究報告書』（厚生省食品化学課監修）
- 『天然添加物の安全性に関する文献調査　平成３年３月および平成10年５月』（東京都生活文化局作成）
- 『既存添加物の安全性評価に関する調査研究――平成11年度厚生省生活衛生局食品化学課食品添加物安全性評価等試験検査費による報告書――』（厚生労働省資料）
- 『既存添加物の安全性の見直しに関する調査研究　平成15年および平成17年および平成19年』（厚生労働省資料）

・『既存添加物名簿収載品目リスト』(厚生省食品化学課作成)
・『既存添加物の安全性確保上必要な品質問題に関する研究——平成14年度　総括・分担研究報告書』(厚生労働省資料)
・『反復投与毒性や発がん性試験等の実施による既存添加物の安全性評価に関する研究——平成14年度総括・分担研究報告書』(厚生労働省資料)
・『プロジェクト研究報告書II　天然添加物の品質に関する研究』(東京都立衛生研究所編集・発行)
・『スクラロースの指定について』(厚生労働省行政情報)
・『アセスルファムカリウムの指定について』(厚生労働省行政情報)
・『添加物評価書　ポリソルベート類(ポリソルベート20,60,65,80)』(内閣府食品安全委員会作成)

アウレオバシジウム培養液

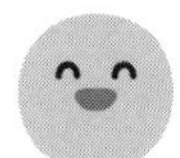

危険度 1

【用途】 増粘安定剤 **【主な使用食品】** 全般 **【表示名】** アウレオバシジウム培養液（用途名併記）**【合成・天然】** 天然 **【毒性】** 毒性は認められていない

【解説】 黒酵母の培養液より、分離してえられる。

ラットやマウスを使って、いくつか実験が行われているが、毒性は認められていない。突然変異性はなく、染色体異常も起こさない。

亜塩素酸Na（ナトリウム）

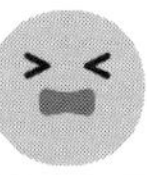

危険度 3

【用途】 漂白剤 **【主な使用食品】** 卵、かんきつ類の皮、生食用の野菜、さくらんぼ、ふき、ぶどう、もも **【表示名】** 表示されない **【合成・天然】** 合成 **【毒性】** 急性毒性が強い、慢性毒性もある

【解説】 毒性が強く、「最終食品の完成前に分解または除去すること」という条件がついているため、「食品には残らない」という理由で、表示免除。

動物実験の結果から、ヒト推定致死量は20～30gで、添加物の中では急性毒性が強い。慢性毒性もあり、マウス（ハツカネズミ）を使った実験では赤血球に異常が見られたり、生まれた子どもの体重がふつうよりも少なくなった。突然変異性があり、染色体異常も起こす。こうした化学物質は、人間の細胞をがん化させる可能性がある。

食品を亜塩素酸Naで漂白したあとは、ふつう水で洗い流すが、それが不十分だと残ってしまう心配がある。

青 1

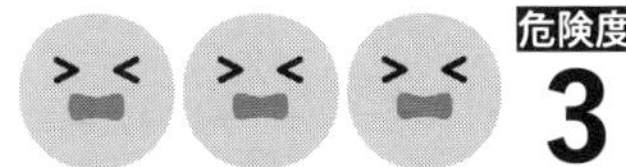

【用途】 着色料（青い色に着色する）**【主な使用食品】** 菓子、清涼飲料水など **【表示名】** 青 1、青色 1 号（用途名併記）**【合成・天然】** 合成 **【毒性】** 発がん性の疑いがある

【解説】 青 1 を含む溶液をラット（実験用白ネズミ）の皮膚に注射した実験で、高い割合でがんが発生した。ただし、これをどう評価するかはなかなか難しい。なぜなら、注射でがんが発生したということだからだ。

添加物は口から入るものなので、注射での実験をそのまま当てはめるわけにはいかない。しかし、発がん性の疑いを払拭することはできない。「疑わしきは使わず」という立場で、使用は止めるべきだと思う。

青 2

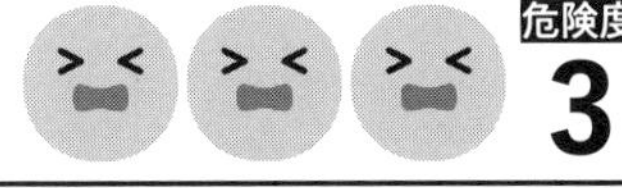

【用途】 着色料（青い色に着色する。黄 4、黄 5 と混ぜて緑色に着色する）**【主な使用食品】** 和菓子、焼き菓子、おつまみ、冷菓など。**【表示名】** 青 2、青色 2 号（用途名併記）**【合成・天然】** 合成 **【毒性】** 発がん性の疑いがある

【解説】 青 2 を含む液をラットに注射した実験で、繊維肉腫ができて、転移したものもあった。肉腫とは、臓器の内部にできるがんのこと。この結果も、青 1 の場合と同じように評価が難しい。注射によるものだが、半分近くにがんが発生している。

やはり、「安全性の疑わしきものは使わない」という姿勢でのぞむべきだと思う。

あ

か

さ

た

な

は

ま

や

ら

わ

青色1号 → *青1*

青色2号 → *青2*

赤2

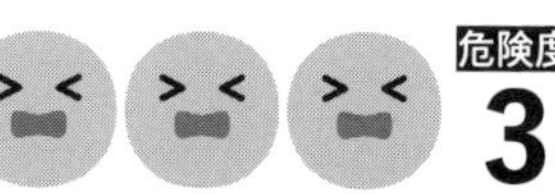

【用途】 着色料（鮮やかな赤い色に着色する）**【主な使用食品】** かき氷シロップ、氷菓など **【表示名】** 赤2、赤色2号（用途名併記）**【合成・天然】** 合成 **【毒性】** 発がん性がある

【解説】 1975年、アメリカで行われたラットを使った実験で、赤2に発がん性の疑いが強まったため、同国では使用が禁止された。実験では、赤2を含むえさが44匹のラットにあたえられ、14匹にがんが発生したのだ。

しかし、日本の厚生省（当時）は、この実験に不備があるという理由で、赤2の使用を禁止しなかった。実験中にラットの半数が死亡したり、動物を混同するなどのミスがあったという。

ただしアメリカでは、そうしたミスも考慮したうえで、「赤2は危険性が高い」という判断で使用が禁止された。日本でも、使用を禁止すべきだろう。

なお、赤2はラットの妊娠率を低下させて、死産率を高めるという報告もある。

赤3

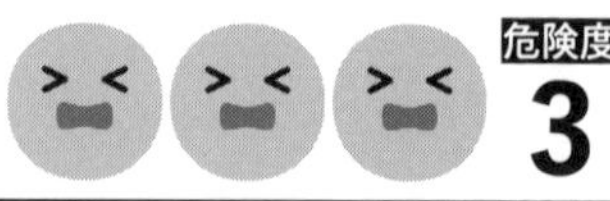

【用途】 着色料（ピンクがかった赤に着色する）**【主な使用食品】** なると、かまぼこ、福神漬け、和菓子など **【表示名】** 赤3、赤色3号（用途名併記）**【合成・天然】** 合成 **【毒性】** 発がん性の疑いがある

【解説】 ラットに、赤3を6か月間あたえた実験で、赤血球の数が減った。これは、貧血を引き起こす可能性があるということ。

赤3をえさに混ぜて、ラット2世代に食べさせた実験では、2代目のラットに甲状腺の腺腫（良性の腫瘍）が明らかに増加した。また、赤3は、DNA修復に障害をもたらす。

これらから、赤3には発がん性の疑いがある。

赤40

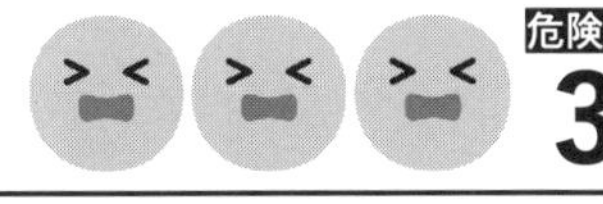

【用途】 着色料（赤く着色する）**【主な使用食品】** キャンディ、チューインガム、アイスクリーム、ジャム、清涼飲料水、アルコール飲料など **【表示名】** 赤40、赤色40号（用途名併記）**【合成・天然】** 合成

【毒性】 発がん性の疑いがある

【解説】 1991年に使用が認められた比較的新しい添加物。これ以前から、アメリカやカナダなどでは使用されていたが、日本では、認可後もそれほど使われていない。

化学構造が発がん性のある「赤2」とよく似ているため、赤2と同じように動物にがんを起こす可能性がある。

また、赤40は人間にアレルギーを起こすとの指摘がある。

赤102

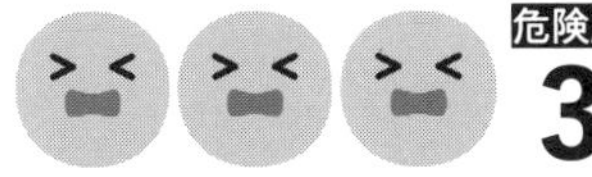

【用途】 着色料（赤く着色する）**【主な使用食品】** 紅ショウガ、福神漬け、ハム、ソーセージ、たらこ、明太子、佃煮、タコ、ジャム、あめ、和菓子、焼き菓子、清涼飲料水など **【表示名】** 赤102、赤色102号（用途名併記）**【合成・天然】** 合成 **【毒性】** 発がん性の疑いがある

あ
か
さ
た
な
は
ま
や
ら
わ

【解説】 これまでの動物実験でがんを発生させたというデータはないが、その化学構造が「赤２」とよく似ており、発がん性の疑いがある。体の中で分解されないため、細胞や遺伝子への影響が心配される。

赤102をとると人間がジンマシンを起こすことが皮膚科医から指摘されている。タール色素の中では、黄４と並んでよく使われている。

赤104

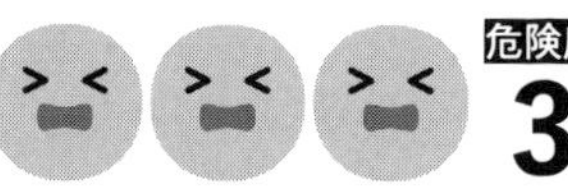

危険度
3

【用途】 着色料（赤く着色する）**【主な使用食品】** かまぼこ、ソーセージ、でんぶ、和菓子、焼き菓子など **【表示名】** 赤104、赤色104号（用途名併記）**【合成・天然】** 合成 **【毒性】** 発がん性の疑いがある

【解説】 細菌の遺伝子を突然変異させることがわかっていて、発がん性の疑いがあるとの指摘がある。

外国では、ほとんど使われていない。日本でも、今はほとんど使われていないようで、表示された食品を見かけることはない。

赤105

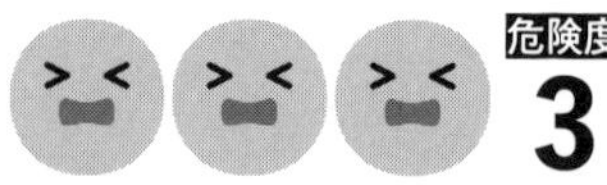

危険度
3

【用途】 着色料（赤く着色する）**【主な使用食品】** かまぼこ、なると、ソーセージなど **【表示名】** 赤105、赤色105号（用途名併記）**【合成・天然】** 合成 **【毒性】** 慢性毒性がある

【解説】 赤105を少量含むえさをラットに20か月間食べさせた実験で、成長が悪くなった。また、別の実験では、甲状腺の重さが増

えて、GOTとGPT（ALT）（どちらも肝細胞に多い酵素。肝炎などで肝機能が低下すると、数値が上昇する）が明らかに上昇した。これは、肝臓の細胞が壊れたためと考えられる。

赤105は、今はほとんど使われていないようで、表示された食品を見かけることはない。

赤106

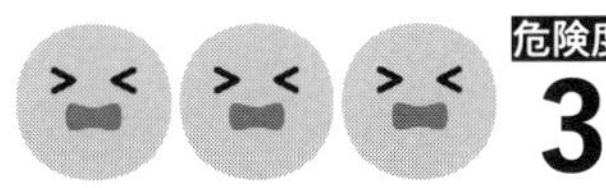

危険度 **3**

【用途】着色料（ピンクがかった赤色に着色する）**【主な使用食品】**ショウガの漬け物、魚肉ソーセージ、ハム、桜エビ、福神漬け、洋菓子、焼き菓子など**【表示名】**赤106、赤色106号（用途名併記）**【合成・天然】**合成**【毒性】**発がん性の疑いがある

【解説】動物に赤106をあたえると、多くの臓器に移行し、とくに肝臓にたまり、胆汁酸に濃縮される。人間でも、おそらく肝臓にたまることになるので、その影響が心配される。

また、細菌の遺伝子を突然変異させたり、染色体を切断する。これは、細胞のがん化と関係がある。

外国では、赤106はほとんど使用されていない。

赤色2号 → *赤2*

赤色3号 → *赤3*

赤色40号 → *赤40*

赤色102号 → *赤102*

赤色104号 → *赤104*

赤色105号 → *赤105*

赤色106号 → *赤106*

あ
か
さ
た
な
は
ま
や
ら
わ

アカキャベツ → *赤キャベツ色素*

赤キャベツ色素

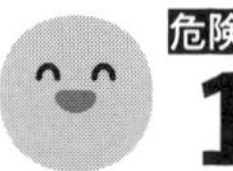

【用途】着色料（赤色や赤紫色に着色する）**【主な使用食品】**ゼリー、菓子、冷菓、アルコール飲料、漬け物など**【表示名】**赤キャベツ色素、野菜色素、アカキャベツ（用途名併記）**【合成・天然】**一般飲食物添加物**【毒性】**毒性はほとんどないと考えられる

【解説】赤キャベツや紫キャベツより、弱酸性水溶液で抽出してえられたもの。

その由来から、毒性はほとんどないと考えられる。

アカシア → *アラビアガム*

アカシアガム → *アラビアガム*

アカビート→*ビートレッド*

アカビート色素 → *ビートレッド*

アグロバクテリウムスクシノグリカン

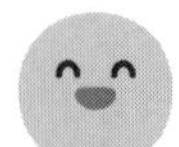

【用途】増粘安定剤**【主な使用食品】**全般**【表示名】**スクシノグリカン、アグロバクテリウムスクシノグリカン（用途名併記）。ただし、ほかの天然の増粘安定剤（増粘多糖類）と一緒に使われると、「増粘多糖類」という表示でよい**【合成・天然】**天然**【毒性】**毒性は認められていない

【解説】細菌のアグロバクテリウム・チュームファシエンスの培

養液より分離してえられた多糖類。

ラットを使って実験が行われたが、毒性は認められていない。突然変異性はなく、染色体異常も起こさない。また、マウス小核試験でも、陰性。

亜硝酸Na（ナトリウム）

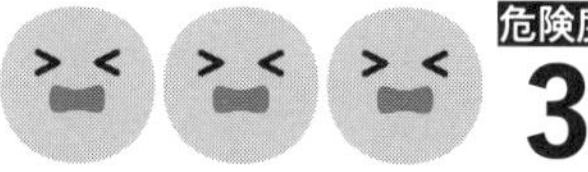

危険度 3

【用途】発色剤**【主な使用食品】**ハム、ウインナーソーセージ、ベーコン、サラミ、魚肉ソーセージ、いくら、たらこ、明太子など**【表示名】**亜硝酸Na、亜硝酸ナトリウム（用途名併記）**【合成・天然】**合成**【毒性】**急性毒性が強く、発がん物質に変化する可能性がある

【解説】亜硝酸Naは毒性が強く、これまでの中毒例から、人間の推定致死量は0.18〜2.5g。自殺や殺人などに使われる猛毒の青酸カリ（シアン化カリウム）の致死量は0.15g。すなわち、亜硝酸Naの最小推定致死量は、青酸カリの致死量とそれほど変わらない。そのため、添加できる量が厳しく制限されている。

亜硝酸Naは、魚卵や食肉に含まれる「アミン」という物質と胃の中で結びついて、ニトロソアミン類という発がん性物質に変化する。ニトロソアミン類は、ひじょうに強い発がん性があり、肝臓と腎臓などにがんを発生させる。これまでに食肉製品からもニトロソアミン類が見つかっており、市販のハムやウインナーソーセーなどにも微量ながらニトロソアミン類ができている可能性がある。なお、これらの製品に酸化防止剤のビタミンCが添加されているのは、ニトロソアミン類の発生を減らすためである。

あ
か
さ
た
な
は
ま
や
ら
わ

アスパルテーム

危険度 3

【用途】甘味料【主な使用食品】清涼飲料水、乳飲料、菓子類、アイスクリーム、ガム、漬け物、ダイエット甘味料など【表示名】アスパルテーム・L－フェニルアラニン化合物（用途名併記）【合成・天然】合成【毒性】発がん性が疑われている

【解説】アスパルテームは、アミノ酸のアスパラギン酸とフェニルアラニン、それから劇物のメチルアルコールから作られる。砂糖の180～220倍の甘味をもつ。

アメリカでは、1981年に使用が認められたが、アスパルテームをとった人たちから、頭痛やめまい、不眠、視力・味覚障害などになったという苦情が相次いだという。日本では、1983年に使用が認可された。

フェニルアラニンを含んでいるため、フェニルケトン尿症（フェニルアラニンの代謝がうまくいかない体質）の新生児がとると、脳に障害が起こる可能性がある。そのため、「アスパルテーム・L－フェニルアラニン化合物」という表示をし、注意喚起を行っている。

アメリカでは、1990年代後半に、複数の研究者によって、アスパルテームが脳腫瘍を起こす可能性があることが指摘された。2005年にイタリアで行われた動物実験では、アスパルテームによって白血病やリンパ腫の発生が認められ、人間が食品からとっている量に近い量でも、異常が観察されたという。

アスパルテーム・L－フェニルアラニン化合物 → *アスパルテーム*

アスペルギルステレウス糖たん白質

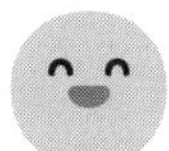

危険度 1

【用途】製造用剤【主な使用食品】全般【表示名】アスペルギルステレウス糖たん白質、ムタステイン【合成・天然】天然【毒性】安全性の確認が不十分

【解説】ある種のカビからえられたブドウ糖、デンプン、大豆ミールの発酵培養液を除菌し、硫酸アンモニウムで処理し、脱塩してえられたもの。主成分は、糖タンパク質。

ラットに3か月間、大量にあたえた実験では、毒性は認められていない。突然変異性試験と染色体異常試験はどちらも陰性。

アセスルファムK（カリウム）

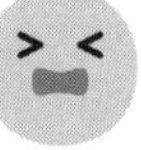

危険度 3

【用途】甘味料【主な使用食品】清涼飲料水、缶コーヒー、ダイエット甘味料、菓子など【表示名】アセスルファムK、アセスルファムカリウム（用途名併記）【合成・天然】合成【毒性】肝臓障害や免疫力低下を起こす可能性がある

【解説】アセスルファムKは、2000年に認可された新しい添加物。砂糖の約200倍の甘味がある。ひじょうに分解されにくい物質で、動物にあたえた場合、体内でほとんど分解されずに尿や便に排泄される。

アセスルファムKを含むえさをイヌに2年間食べさせた実験では、リンパ球が減少し、肝臓障害の際に増えるGPT（ALT）が上昇した。リンパ球が減るということは、免疫力が低下する可能性があるということである。

アゾキシストロビン

危険度 3

【用途】防カビ剤【主な使用食品】かんきつ類【表示名】アゾキシストロビン（用途名併記）【合成・天然】合成【毒性】農薬として使われていたもので、胆管への悪影響が心配される

【解説】2013年に添加物としての使用が認可された。

ラット64匹にアゾキシストロビンを含むえさを食べさせたところ、13匹が途中で死亡し、胆管炎や胆管壁肥厚、胆管上皮過形成などが認められた。過形成とは、組織の構成成分の数が異常に増えることで、腫瘍性と非腫瘍性とがある。

アドバンテーム

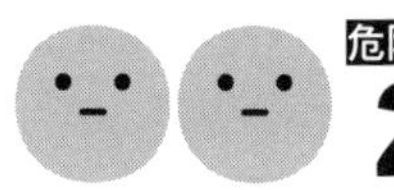

危険度 2

【用途】甘味料【主な使用食品】ガム、ゼリー、ジャム、ノンアルコール飲料など【表示名】アドバンテーム【合成・天然】合成【毒性】赤血球や胸腺に対する悪影響が心配される

【解説】アドバンテームの甘味は、砂糖のなんと14000〜48000倍とされている。

アドバンテームを含むえさをビーグル犬に13週間食べさせた実験で、赤血球とヘモグロビン濃度の減少、また胸腺重量の減少と胸腺萎縮の発生頻度の増加が認められた。

アナトー → *アナトー色素*

アナトー色素

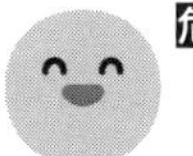

危険度 **1**

【用途】着色料（黄色やだいだい色に着色する）**【主な使用食品】**乳製品、焼き菓子、魚加工品など**【表示名】**アナトー色素、アナトー（用途名併記）**【合成・天然】**天然**【毒性】**安全性は高いと考えられる

【解説】ベニノキ科ベニノキの種子から、温めた油脂で抽出する。

ラットに大量に投与しても、死亡例はなく、解剖でも異常は見られなかった。変異原性は認められていない。

中南米やフィリピンでは、ベニノキの種子を香辛料や着色料として利用している。

アポカロテナール → β（ベータ）－アポ－8－カロテナール

アポカロテナール色素 → β（ベータ）－アポ－8－カロテナール

アマシードガム

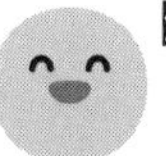

危険度 **1**

【用途】増粘安定剤**【主な使用食品】**全般**【表示名】**アマシードガム（用途名併記）。ただし、ほかの天然の増粘安定剤（増粘多糖類）と一緒に使われると、「増粘多糖類」という表示でよい**【合成・天然】**天然**【毒性】**毒性はほとんど認められていない

【解説】アマ科アマの種子の胚乳部分より、水またはアルコール溶液で抽出してえられた多糖類。

ラットを使った実験では、毒性はほとんど認められていない。突然変異性はなく、染色体異常も起こさない。マウス小核試験は、陰性。

あ
か
さ
た
な
は
ま
や
ら
わ

アラビアガム

危険度 2

【用途】増粘安定剤**【主な使用食品】**ゼリー、アイスクリーム、シャーベット、飲料、調味料など**【表示名】**アラビアガム、アカシアガム、アカシア（用途名併記）。ただし、ほかの天然の増粘安定剤（増粘多糖類）と一緒に使われると、「増粘多糖類」という表示でよい**【合成・天然】**天然**【毒性】**アレルギーなどを起こす心配がある

【解説】マメ科アラビアゴムノキ、またはその他の同属種の分泌液を乾燥してえられたもの。

妊娠ウサギに大量にあたえた実験では、大部分のウサギが、食欲不振、出血性の下痢、尿失禁を起こして死亡した。

人間では、アラビアガムを吸入してゼンソクや鼻炎を起こすとされ、アラビアガムが添加された錠剤を飲んで、発熱、関節痛、発疹などを起こした例が報告されている。

アラビノース→*L*－アラビノース

アラビノガラクタン

危険度 2

【用途】増粘安定剤**【主な使用食品】**ドレッシング、プリン、調味料ベースなど**【表示名】**アラビノガラクタン（用途名併記）。ただし、ほかの天然の増粘安定剤（増粘多糖類）と一緒に使われると、「増粘多糖類」という表示でよい**【合成・天然】**天然**【毒性】**安全性の確認が不十分

【解説】 マツ科セイヨウカラマツ、あるいはその他の同属植物の根、または幹より、水で抽出してえられる多糖類で、糖の一種のアラビノースとガラクトースなどからなる。

アラビノースは、トウモロコシやてんさい、みそなどに含まれ、ガラクトースは乳糖の構成成分で、母乳に多く含まれる。ただし、これ以外の成分も含まれているので、安全性の確認がまだ不十分といえる。

亜硫酸塩→*亜硫酸Na(ナトリウム)、次亜硫酸Na(ナトリウム)、二酸化硫黄、ピロ亜硫酸K(カリウム)、ピロ亜硫酸Na(ナトリウム)*

亜硫酸 Na（ナトリウム）

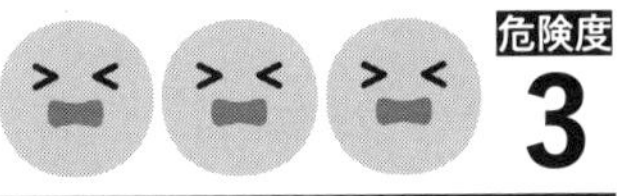

危険度 3

【用途】 漂白剤、酸化防止剤 **【主な使用食品】** かんぴょう、甘納豆、煮豆、乾燥果実（干しあんずなど）、エビ、キャンデッドチェリー、コンニャク粉、ワインなど **【表示名】** 亜硫酸 Na、亜硫酸ナトリウム（用途名併記）、亜硫酸塩（酸化防止剤としてワインに使われた場合）**【合成・天然】** 合成 **【毒性】** 急性毒性が強く、神経への影響が心配

【解説】 亜硫酸 Na は毒性が強く、人間が4gを飲むと、中毒症状があらわれる。

えさに少量を混ぜてラットに食べさせた実験では、神経炎や骨髄萎縮が見られた。ウサギを使った実験では、胃に出血が見られた。

アルギン酸

危険度 2

【**用途**】増粘安定剤【**主な使用食品**】ジャム、ゼリー、佃煮、冷菓など【**表示名**】アルギン酸（用途名併記）【**合成・天然**】天然【**毒性**】安全性が高いと評価されている

【**解説**】褐藻類より、熱水、またはアルカリ性水溶液で抽出し、精製してえられる。

食品に使われている褐藻類を原料としている場合は安全性に問題はないといえるが、何が原料として使われているのかわからない面がある。

アルギン酸アンモニウム

危険度 2

【**用途**】糊料（増粘剤）【**主な使用食品**】アイスクリーム、ゼリー、ジャム、ケチャップ、ソーセージ、冷菓など【**表示名**】アルギン酸アンモニウム（用途名併記）【**合成・天然**】合成【**毒性**】安全性の確認が不十分

【**解説**】内閣府・食品安全委員会は、厚生労働省から、アルギン酸アンモニウムの安全性について諮問を受け、2006年3月に報告書をまとめた。その中で、「安全性に懸念がない」と結論したため、添加物として認可されることになった。

ところが、報告書でも認めているように、アルギン酸アンモニウムに関する実験データは少なく（発がん性や生殖毒性に関するデータはない）、アルギン酸とアルギン酸ナトリウムのデータに基づいて、結論が推定されている。

しかし、本来ならアルギン酸アンモニウムについて、もっと十

分データをそろえてから判断すべきである。その意味では、安全性の確認は、まだ十分に行われていないといえよう。

アルギン酸エステル → *アルギン酸プロピレングリコールエステル*

アルギン酸K（カリウム）

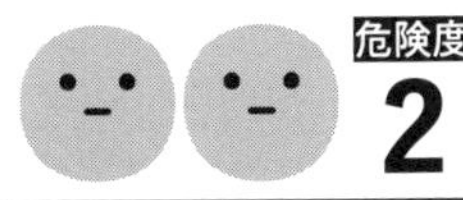

危険度 2

【用途】糊料（増粘剤）**【主な使用食品】**アイスクリーム、ゼリー、ジャム、ケチャップ、ソーセージ、冷菓など**【表示名】**アルギン酸K、アルギン酸カリウム（用途名併記）**【合成・天然】**合成**【毒性】**安全性の確認が不十分

【解説】アルギン酸Kは、アルギン酸アンモニウムと一緒に認可された。しかし、アルギン酸アンモニウムと同様な理由で、安全性の確認は、まだ不十分といえよう。

アルギン酸Ca（カルシウム）

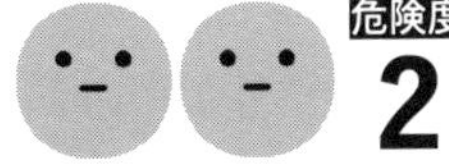

危険度 2

【用途】糊料（増粘剤）**【主な使用食品】**アイスクリーム、ゼリー、ジャム、ケチャップ、ソーセージ、冷菓など**【表示名】**アルギン酸Ca、アルギン酸カルシウム（用途名併記）**【合成・天然】**合成**【毒性】**安全性の確認は不十分

【解説】アルギン酸Caは、アルギン酸アンモニウムやアルギン酸Kと一緒に認可された。しかし、それらと同様な理由で、安全性の確認は、まだ不十分といえよう。

アルギン酸Na（ナトリウム）

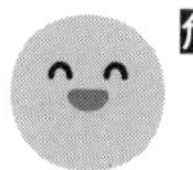

危険度 1

【用途】糊料（増粘剤）【主な使用食品】アイスクリーム、ゼリー、ジャム、ケチャップ、ソーセージ、冷菓など【表示名】アルギン酸Na、アルギン酸ナトリウム（用途名併記）【合成・天然】合成【毒性】毒性はほとんど認められていない

【解説】アルギン酸は、もともと海藻などに含まれる粘性物質で、アルギン酸Naは、それにNa（ナトリウム）を結合させたもの。

ラットやイヌを使った実験では、アルギン酸Naに毒性はほとんど認められていない。また、健康な大人に、1日に8gを1週間あたえたが、毒性は観察されなかった。ただ、Naをとることになるので、高血圧の人は、そのことを頭に入れておいたほうがよいと思う。

アルギン酸プロピレングリコールエステル

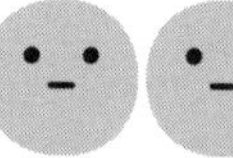

危険度 2

【用途】糊料（増粘剤）【主な使用食品】乳酸飲料、果汁飲料など【表示名】アルギン酸エステル、アルギン酸プロピレングリコールエステル（用途名併記）【合成・天然】合成【毒性】アレルギー症状を起こす心配がある

【解説】アルギン酸に、自然界にはない化学合成物質のプロピレングリコールを結合させたもの。

動物実験では、毒性はほとんど認められていない。ただし、アレルギー体質の人が摂取すると、皮膚発疹を起こすことがある。

アルコール → *酒精*（しゅせい）

アルテミシアシードガム → *サバクヨモギシードガム*

α（アルファ）－グルコシルトランスフェラーゼ処理ステビア

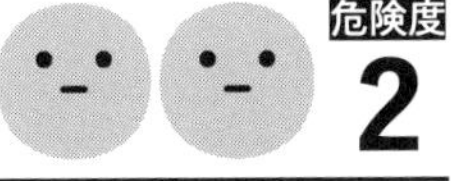

危険度 **2**

【用途】 甘味料 **【主な使用食品】** 全般 **【表示名】** 酵素処理ステビア、ステビア（用途名併記）**【合成・天然】** 天然 **【毒性】** 安全性の確認が不十分

【解説】 ステビア抽出物に酵素を作用させて、グルコース（ブドウ糖）を付加してえられる。

これまでの動物実験では、毒性はほとんど認められていない。突然変異性はなく、DNA修復でも異常は起こさない。

しかし、ステビア自体に問題があるので（ステビアの項参照）、もっと安全性の確認を行うべきだろう。

アルミニウム

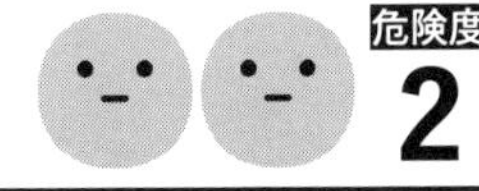

危険度 **2**

【用途】 着色料（銀色または白く着色する）**【主な使用食品】** 全般 **【表示名】** アルミニウム（用途名併記）**【合成・天然】** 天然 **【毒性】** アルツハイマー病との関係が指摘されている

【解説】 金属のアルミニウムのこと。

アルミニウムは、鍋ややかんの材料として使われているが、アルツハイマー病を起こすのではないかと疑われている。ただし、EUでは使用が認められている。

動物実験でアルミニウムをたくさん摂取（せっしゅ）すると、神経系に影響が出るほか、肝臓や腎臓に対する影響も心配されている。JECFA

（国連食糧農業機関と世界保健機関の合同食品添加物専門家会議）では、アルミニウムの暫定的許容値を１週間で体重１kg当たり２mgと定めている。

安息香酸（あんそくこうさん）

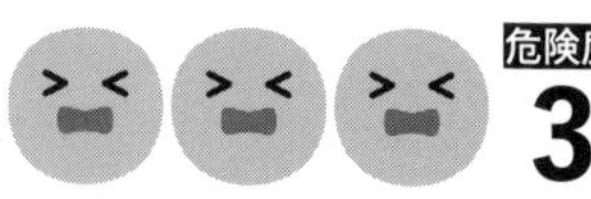

危険度 3

【用途】保存料【主な使用食品】キャビア、マーガリン、シロップ、しょうゆ、清涼飲料水、果汁【表示名】安息香酸（用途名併記）【合成・天然】合成【毒性】慢性毒性があり、条件によって発がん物質に変化する

【解説】安息香酸と、次項の安息香酸Na（ナトリウム）を含むえさで、イヌを250日間育てた実験では、一定量を超えると、運動失調やてんかんのようなけいれんを起こして、死亡する例があった。

安息香酸とビタミンCを一緒に食品に添加した場合、人間に白血病を起こすベンゼンに変化することがある。2006年３月、イギリスで清涼飲料水に添加されていた安息香酸とビタミンCからベンゼンが発生したため、製品が自主回収された。

安息香酸Na（ナトリウム）（あんそくこうさん）

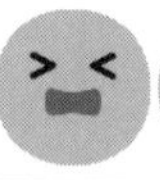

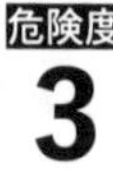

危険度 3

【用途】保存料【主な使用食品】清涼飲料水、栄養ドリンク、しょうゆ、キャビア、果実ペースト、果汁、シロップ、マーガリン【表示名】安息香酸Na、安息香酸ナトリウム（用途名併記）【合成・天然】合成【毒性】毒性が強く、条件によって発がん物質に変化する

【解説】前項の安息香酸に、Na（ナトリウム）を結合させたものが、安息香酸Na。水によく溶けるので、清涼飲料や栄養ドリンクに

よく使われる。

毒性が強く、安息香酸Naを含むえさをラットに食べさせた実験では、すべてが過敏状態、尿失禁、けいれんなどを起こして死亡した。

また、安息香酸と化学構造が似ているので、ビタミンCを一緒に添加した場合、発がん物質のベンゼンに変化することがある。

アントシアニン → *アントシアニン色素、ブドウ果皮色素、ムラサキイモ色素、ムラサキトウモロコシ色素、ムラサキヤマイモ色素*

アントシアニン色素

危険度 **1**

【用途】 着色料（紫色に着色する）**【主な使用食品】** 全般 **【表示名】** アントシアニン色素、アントシアニン（用途名併記）**【合成・天然】** 天然 **【毒性】** 毒性はほとんどないと考えられる

【解説】 ブドウ果皮、ムラサキイモ、ムラサキトウモロコシ、ムラサキヤマイモのいずれかから抽出された紫色の色素。

これらの原料は、いずれも食品として利用されている。その由来から、毒性はほとんどないと考えられる。

イーストフード

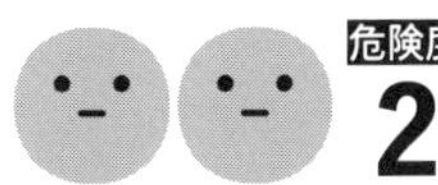

危険度 **2**

【用途】 一括名（用途は、パンをふっくらとさせる）**【主な使用食品】** 食パン、菓子パンなど **【表示名】** イーストフード **【合成・天然】** 合成 **【毒性】** 添加物によって異なる

【解説】イーストフードとは、そのとおり訳すと、イースト（パン酵母）のえさということになる。つまり、パンを焼き上げる過程でイーストに混ぜると、それをイーストが吸収し、ふっくらと焼き上がるというものだ。

実際には、何種類もの合成添加物を混ぜ合わせたもので、いわば膨張剤に近い。本来のパンは、イーストによってふっくらと焼き上げるものなので、その意味では、イーストフードを添加したパンは、本来のパンとはいえないようにも思う。

イーストフードを使う理由は、パンを大量生産するのに必要だからだ。パンは、小麦粉に水とイースト（パン酵母）を混ぜて焼き上げて作るが、うまく焼き上げるには、火加減や時間の調整など、職人的な技術が必要だ。そのため、大量生産するのはなかなか難しい。ところが、イーストフードを使うと、機械でもふっくらとしたパンを焼き上げることができる。しかし、空気の多いふかふかしたパンになり、パン本来のしっとり感が失われてしまう。

イーストフードとして使われる添加物は、次のとおり。

塩化アンモニウム／塩化マグネシウム／グルコン酸カリウム／グルコン酸ナトリウム／酸化カルシウム／焼成カルシウム／炭酸アンモニウム／炭酸カリウム（無水）／炭酸カルシウム／硫酸アンモニウム／硫酸カルシウム／硫酸マグネシウム／リン酸一水素カルシウム／リン酸一水素マグネシウム／リン酸三カルシウム／リン酸水素二アンモニウム／リン酸二水素アンモニウム／リン酸二水素カルシウム

これらの添加物から５品目前後をピックアップし、混ぜ合わせてイーストフードが作られる。中には塩化アンモニウムや炭酸アンモニウムのように膨張剤としても使われているものもある。

塩化アンモニウムは毒性が強く、ウサギに2gを口からあたえたところ、2分後に死亡した。また、イーストフードの中には、リン酸を含むものが多くあるが、リン酸をとりすぎると、カルシウムの吸収が悪くなって、骨がもろくなる心配がある。

しかし、一括名表示が認められているため、どれがいくつ使われても、「イーストフード」としか表示されず、消費者には何が使われているのかわからない。

EDTA－Ca・Na（カルシウムナトリウム） → *エチレンジアミン四(し)酢酸カルシウム二(に)ナトリウム*

EDTA－Na（ナトリウム） → *エチレンジアミン四(し)酢酸二(に)ナトリウム*

イソブチルパラベン → *パラオキシ安息香酸(あんそくこうさん)*

イソプロピルパラベン → *パラオキシ安息香酸(あんそくこうさん)*

一般飲食物添加物

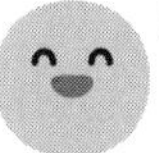

危険度 1

【用途】 着色料、甘味料、増粘安定剤などとして使われる **【主な使用食品】** 全般 **【表示名】** それぞれの物質名。着色料、甘味料、増粘剤などとして使われる場合、用途名併記 **【合成・天然】** 天然 **【毒性】** 毒性はほとんどないと考えられる

【解説】 一般飲食物添加物は、「小麦粉」「アズキ色素」「ダイズ多糖類」など、もともと食品として利用されているものやそれらから抽出した成分を、添加物の目的で使うというもの。

抽出には、水やエチルアルコールなど安全性の高いものが使われており、毒性はほとんどないと考えられる。

なお、一般飲食物添加物は、100品目程度がリストアップされ

いかさたなはまやらわ

ているが、指定添加物（合成添加物がほとんど）や既存添加物（すべて天然添加物）と違って、リストにないものでも使うことができる。この点が、指定添加物や既存添加物との大きな違い。リストアップされたものは、次のとおり。

アカキャベツ色素／アカゴメ色素／アカダイコン色素／アズキ色素／アマチャ抽出物／イカスミ色素／ウグイスカグラ色素／ウコン／エタノール／エルダーベリー色素／オクラ抽出物／オリーブ茶／海藻セルロース／カウベリー色素／果汁（ウグイスカグラ果汁、エルダーベリー果汁、オレンジ果汁、カウベリー果汁、グースベリー果汁、クランベリー果汁、サーモンベリー果汁、ストロベリー果汁、ダークスィートチェリー果汁、チェリー果汁、チンブルベリー果汁、デュベリー果汁、パイナップル果汁、ハクルベリー果汁、ブドウ果汁、ブラックカーラント果汁、ブラックベリー果汁、プラム果汁、ブルーベリー果汁、ベリー果汁、ボイセンベリー果汁、ホワートルベリー果汁、マルベリー果汁、モレロチェリー果汁、ラズベリー果汁、レッドカーラント果汁、レモン果汁、ローガンベリー果汁）／カゼイン／褐藻抽出物／カンゾウ末／寒天／グーズベリー色素／クランベリー色素／グルテン／グルテン分解物／クロレラ抽出液／クロレラ末／ココア／小麦粉／コムギ抽出物／コラーゲン／コンニャクイモ抽出物／サーモンベリー色素／サツマイモセルロース／サフラン／サフラン色素／シソ色素／ストロベリー色素／ゼラチン／ダークスィートチェリー色素／ダイズ多糖類／ダイダイ抽出物／チェリー色素／チコリ色素／茶／チンブルベリー色素／デュベリー色素／トウモロコシセルロース／ナタデココ／乳酸菌濃縮物／ノリ色素／ハイビスカス色素／麦芽抽出物／ハクルベリー色素／パプリカ粉末／ブドウ果汁色素／ブラックカーラント色素／ブラックベリー色素／プラム色素／ブルーベリー色素／ボイセンベリー色素／ホエイソルト／ホップ抽出物／ホワートルベリー色素／マルベリー色素／マンナン／モレロチェリー色素／野菜ジュース（アカキャベツジュース、アカビートジュース、シソジュース、タマネギジュース、トマトジュース、ニンジンジュース）／ヨモギ抽出物／ラズベリー色素／卵白／レッドカーランド色素／レンネットカゼイン／ローガンベリー色素

一目見て、色素類が多いことに気づく。これらは、着色料として使われる。「茶」も着色料として使われる。また、果汁類も多いが、これらも着色料として使われる。

「寒天」や「小麦粉」「卵白」は、製造用剤として使われる。また、「オクラ抽出物」や「ナタデココ」「マンナン」などは、増粘安定剤として使われる。

表示は、指定添加物や既存添加物と同様で、原則は物質名を表示。着色料、甘味料、増粘安定剤などとして使われる場合は、用途名を併記。

イナワラ灰抽出物

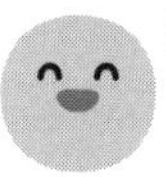

危険度 **1**

【用途】製造用剤**【主な使用食品】**全般**【表示名】**イナワラ灰抽出物、ワラ灰抽出物、植物灰抽出物**【合成・天然】**天然**【毒性】**毒性はほとんどないと考えられる

【解説】イネの茎または葉を灰化したものより、水で抽出してえられたもの。

その由来から、毒性はほとんどないと考えられる。

イマザリル

危険度 **3**

【用途】防カビ剤【主な使用食品】レモン、グレープフルーツ、オレンジ、ライムなどのかんきつ類【表示名】イマザリル（用途名併記）【合成・天然】合成【毒性】急性毒性が強く、神経や肝臓への影響が心配

【解説】イマザリルは、アメリカの圧力で1992年に認可された。アメリカ産のかんきつ類を、日本に輸出する際に必要だったからだ。海外では、イマザリルは農薬として使われている。

急性毒性が強く、ヒト推定致死量は20～30g。動物実験では、神経行動毒性が認められている。化学物質の毒性を評価している国際機関（IPCS）が、「肝臓に影響をあたえ、機能障害や組織損傷を起こすことがある」と指摘している。

ウェランガム

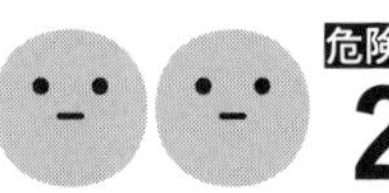

危険度 **2**

【用途】増粘安定剤【主な使用食品】全般【表示名】ウェランガム（用途名併記）。ただし、ほかの天然の増粘安定剤（増粘多糖類）と一緒に使われると、「増粘多糖類」という表示でよい【合成・天然】天然【毒性】安全性の確認が不十分

【解説】細菌のアルカリジェネシスの培養液より、分離してえられる多糖類。

安全性の確認が、まだ十分に行われていない。

ウコン → *ウコン色素*

ウコン色素

危険度 2

【用途】着色料（黄色に着色する）【主な使用食品】からし、清涼飲料水、漬け物、カレー粉など【表示名】ウコン色素、クルクミン、ターメリック色素、ウコン（用途名併記）【合成・天然】天然【毒性】発がん性の疑いがある

【解説】ウコン色素は、ショウガ科ウコン（英語名はターメリック）の根茎の乾燥品より、温めたエタノール、または加熱した油脂、または溶剤のプロピレングリコールで抽出してえられたもの。このほか、ヘキサンやアセトンで抽出してえる場合もある。主色素はクルクミンで、黄色い色をしている。

ターメリック抽出物（79%のクルクミンを含む）をえさに混ぜてラットに13週間あたえた実験では、肝臓の重量が増えて、肺と腎臓の重量が減った。また、マウスとラットにターメリックをえさに混ぜて103週間あたえた実験では、マウスで肝細胞腺腫または肝細胞がんの発生率と下垂体腫瘍が明らかに増加した。

しかし、ウコンはカレー粉の原料としてインドをはじめ、世界中で食べられている。そのことを考慮すると、「危険」とまではいえないだろう。

HPMC→*ヒドロキシプロピルメチルセルロース*

栄養強化剤（強化剤）

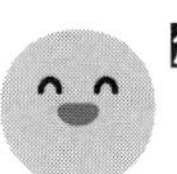

危険度 1

【用途】栄養を強化する【主な使用食品】全般【表示名】表示されな

い（表示免除）、または物質名**【合成・天然】**合成・天然**【毒性】**過剰に使用しない限り、安全性に問題はほとんどないと考えられる

【解説】食品に特定の栄養を強化するために添加される。合成と天然がある。合成系の栄養強化剤は、ビタミン類、アミノ酸類、ミネラル類があり、その性質から、過剰に使用しない限り、安全性に問題はほとんどないと考えられる。

なお、栄養強化剤は表示免除になっているので、ふつう添加されても表示されない。ただし、メーカー側が強化していることを消費者に示したい場合、物質名が表示される。とくに「ビタミンC（L－アスコルビン酸）」は表示されることが多い。合成系の栄養強化剤は、次のとおり。

●ビタミン類（合成系）

L－アスコルビン酸／L－アスコルビン酸カルシウム／L－アスコルビン酸ステアリン酸エステル／L－アスコルビン酸ナトリウム／L－アスコルビン酸２－グルコシド／L－アスコルビン酸パルミチン酸エステル／エルゴカルシフェロール／コレカルシフェロール／ジベンゾイルチアミン／ジベンゾイルチアミン塩酸塩／チアミン塩酸塩／チアミン硝酸塩／チアミンセチル硫酸塩／チアミンチオシアン酸塩／チアミンナフタレン－1，5－ジスルホン酸塩／チアミンラウリル硫酸塩／d－α（アルファ）－トコフェロール酢酸エステル／トコフェロール酢酸エステル／ニコチン酸／ニコチン酸アミド／パントテン酸カルシウム／パントテン酸ナトリウム／ビオチン（ビタミンH）／ビスベンチアミン／ビタミンA／ビタミンA脂肪酸エステル／ピリドキシン塩酸塩／β（ベータ）－カロチン／メチルヘスペリジン／葉酸／リボフラビン（ビタミンB_2）／リボフラビン５'－リン酸エステルナトリウム／リボフラビン酪酸エステル

●アミノ酸類（合成系）

Ｌ－アスパラギン酸ナトリウム／Ｌ－アルギニンＬ－グルタミン酸塩／Ｌ－イソロイシン／Ｌ－グルタミン酸／Ｌ－グルタミン酸カリウム／Ｌ－グルタミン酸カルシウム／Ｌ－グルタミン酸ナトリウム／Ｌ－グルタミン酸マグネシウム／Ｌ－システイン塩酸塩／Ｌ－テアニン／Ｌ－トリプトファン／Ｌ－トレオニン（Ｌ－スレオニン）／Ｌ－バリン／Ｌ－ヒスチジン塩酸塩／Ｌ－フェニルアラニン／Ｌ－メチオニン／Ｌ－リシンＬ－アスパラギン酸塩／Ｌ－リシン塩酸塩／Ｌ－リシンＬ－グルタミン酸塩／グリシン／DL －アラニン／ DL －トリプトファン／ DL －トレオニン（DL －スレオニン）／ DL －メチオニン

●ミネラル類（合成系）

亜鉛塩類（グルコン酸亜鉛及び硫酸亜鉛に限る）／亜セレン酸ナトリウム／塩化カルシウム／塩化第二鉄／塩化マグネシウム／クエン酸カルシウム／クエン酸第一鉄ナトリウム／クエン酸鉄／クエン酸鉄アンモニウム／グリセロリン酸カルシウム／グルコン酸カルシウム／グルコン酸第一鉄／酢酸カルシウム／酸化カルシウム／酸化マグネシウム／水酸化カルシウム／水酸化マグネシウム／ステアリン酸カルシウム／炭酸カルシウム／炭酸マグネシウム／銅塩類（グルコン酸銅及び硫酸銅に限る）／乳酸カルシウム／乳酸鉄／ピロリン酸第二鉄／ピロリン酸二水素カルシウム／硫酸カルシウム／硫酸第一鉄／硫酸マグネシウム／リン酸一水素カルシウム／リン酸一水素マグネシウム／リン酸三カルシウム／リン酸三マグネシウム／リン酸二水素カルシウム

天然系の栄養強化剤も、過剰に使用しない限り、安全性に問題はないと考えられる。天然系は、次のとおり。

●天然系

イノシトール／酵素処理ヘスペリジン／5'－アデニル酸／5'－シチジル酸／ジアノコバラミン／鉄／デュナリエラカロテン／フェリチン／ヘスペリジン／未焼成カルシウム／メナキノン

エタノール → *酒精（しゅせい）*

エチルアルコール → *酒精（しゅせい）*

エチルパラベン → *パラオキシ安息香酸（あんそくこうさん）*

エチレンジアミン四（し）酢酸カルシウム二（に）ナトリウム

危険度 2

【用途】酸化防止剤**【主な使用食品】**缶詰、ビン詰**【表示名】**EDTA－Ca・Na、EDTAカルシウムナトリウム（用途名併記）**【合成・天然】**合成**【毒性】**体重の増え方が悪くなる心配

【解説】エチレンジアミン四酢酸カルシウム二ナトリウムを含むえさをラットに4か月間食べさせた実験で、体重の増え方が悪くなったが、そのほかの悪影響は見られなかった。ほかに慢性毒性や繁殖毒性に関する実験も行われているが、悪影響は認められていない。

エチレンジアミン四（し）酢酸二（に）ナトリウム

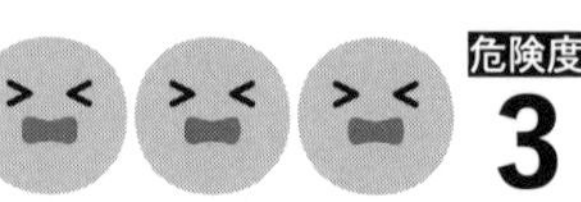

危険度 3

【用途】酸化防止剤**【主な使用食品】**缶詰、ビン詰**【表示名】**EDTA－Na、EDTAナトリウム（用途名併記）**【合成・天然】**合成**【毒性】**慢性毒性がある

【解説】 使用に際しては、「最終食品の完成前にエチレンジアミン四酢酸カルシウム二ナトリウムにしなければならない」という条件がある。これは、毒性が強いために「ほかの物質に変化させなさい」ということ。

えさにエチレンジアミン四酢酸二ナトリウムを混ぜて、マウスに205日間食べさせた実験では、成長が悪くなって、赤血球や白血球が減り、血液中のカルシウムが増えて、骨や歯に異常が見られた。

また、受精卵に注射すると、量が多くなるにつれてふ化率が悪くなり、形態異常が見られた。妊娠ラットに注射したところ、胎児が死亡したほか、指の数が増える、尾が2本になるなどが見られた。

なお、エチレンジアミン四酢酸二ナトリウムは、石けんやボディシャンプーなどに、石けんカスができるのを防ぐ目的でも使われている。

エノシアニン → *ブドウ果皮色素*

エリスリトール

【解説】 エリスリトールは、添加物ではなく、食品に分類される糖アルコール。ブドウ糖を原料に、酵母で発酵させて作られている。

甘味料として使われるが、消化されにくいためエネルギー源とはならず、ノンカロリーとされている。しかし、たくさんとった場合、消化されないことが災いして、下痢を引き起こすことがある。

1998年には、アサヒ飲料が販売していた清涼飲料水の「オー・

プラス」が、下痢を起こす可能性があるという理由で自主回収される騒ぎがあったが、この製品にはエリスリトールが大量に含まれていた。

エリソルビン酸

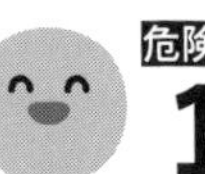

【用途】酸化防止剤**【主な使用食品】**ハム、ウインナーソーセージ、魚介冷凍品、魚介塩蔵品など**【表示名】**エリソルビン酸（用途名併記）**【合成・天然】**合成**【毒性】**毒性はほとんどないと考えられる

【解説】エリソルビン酸は、L－アスコルビン酸（ビタミンC）とほぼ同じ物質。ただし、食品には含まれていない。

安全については、ビタミンCと同レベルと考えられている。

エリソルビン酸Na（ナトリウム）

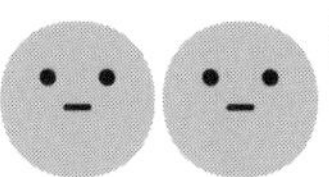

【用途】酸化防止剤**【主な使用食品】**ハム、ウインナーソーセージ、サラミ、魚肉製品、ジュースなど**【表示名】**エリソルビン酸Na、エリソルビン酸ナトリウム（用途名併記）**【合成・天然】**合成**【毒性】**変異原性が強い

【解説】エリソルビン酸ナトリウムは、エリソルビン酸にNa（ナトリウム）が結合したもの。

飲料水にエリソルビン酸Naを多量に混ぜて、ラットに13週間飲ませた実験では、死亡する例があったが、おそらくNaの影響と考えられる。突然変異性があり、染色体異常も引き起こす。これらの遺伝子への影響は、細胞のがん化と関係がある。

L－アスコルビン酸 → *ビタミンC*

L－アスコルビン酸Ca（カルシウム）

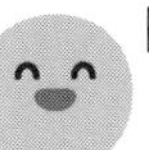

危険度 **1**

【用途】 酸化防止剤、栄養強化剤 **【主な使用食品】** 緑茶飲料、紅茶飲料、ハム、ソーセージ、かまぼこなど **【表示名】** ビタミンC、V．C（用途名併記）。ただし、栄養強化に使われた時は、ビタミンCのみ、あるいは表示免除 **【合成・天然】** 合成 **【毒性】** 毒性はほとんどないと考えられる

【解説】 L－アスコルビン酸（＝ビタミンC）にCa（カルシウム）を結合させたもの。

消化管内でL－アスコルビン酸とカルシウムになって吸収されると考えられている。安全性に問題はない。

L－アスコルビン酸ステアリン酸エステル

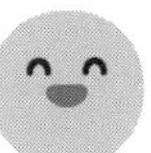

危険度 **1**

【用途】 酸化防止剤、栄養強化剤 **【主な使用食品】** 油脂、バター、チーズ、食肉製品、魚肉練り製品、ピーナッツバター、菓子類など **【表示名】** ビタミンC、V．C（用途名併記）。ただし、栄養強化に使われた時は、ビタミンCのみ、あるいは表示免除 **【合成・天然】** 合成 **【毒性】** 毒性はほとんどないと考えられる

【解説】 L－アスコルビン酸と、ラードやヘット（牛脂）などに含まれる飽和脂肪酸のステアリン酸を結合させたもの。

油によく溶けるので、油脂やバターなどに使われる。ビタミンCとステアリン酸が結合したものなので、毒性はほとんどないと考えられる。動物実験でも、毒性は認められていない。

　ビタミンCやV．Cという簡略名での表示が認められているので、本来のビタミンCであるアスコルビン酸との見分けがつかないという問題がある。

L－アスコルビン酸Na（ナトリウム）

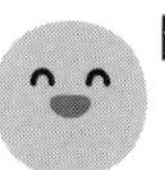

【用途】酸化防止剤、栄養強化剤**【主な使用食品】**緑茶飲料、ハム、ソーセージ、かまぼこなど**【表示名】**ビタミンC、V．C（用途名併記）。ただし、栄養強化に使われた時は、ビタミンCのみ、あるいは表示免除**【合成・天然】**合成**【毒性】**毒性はほとんどないと考えられる

【解説】L－アスコルビン酸にNa（ナトリウム）が結びついたのが、L－アスコルビン酸Na。L－アスコルビン酸に比べて酸味が少なく、水に溶けやすいため使いやすい。ペットボトルや缶に入った緑茶飲料に、酸化防止と栄養強化の目的で使われている。

　その由来から、毒性はほとんどないと考えられる。ただし、ナトリウムをとることになるので、その点は注意。表示については、L－アスコルビン酸ステアリン酸エステルと同様の問題がある。

L－アスコルビン酸２－グルコシド

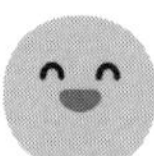

【用途】酸化防止剤、栄養強化剤**【主な使用食品】**緑茶飲料、紅茶飲料、ハム、ソーセージ、かまぼこなど**【表示名】**ビタミンC、V．C（用途名併記）。ただし、栄養強化に使われた時は、ビタミンCのみ、あるいは表示免除**【合成・天然】**合成**【毒性】**毒性はほとんどないと考えられる

【解説】 L－アスコルビン酸にブドウ糖が結合したもので、安全性に問題はないと考えられる。

L－アスコルビン酸パルミチン酸エステル

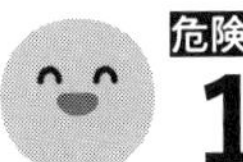

危険度 1

【用途】 酸化防止剤、栄養強化剤 **【主な使用食品】** ハム、ソーセージ、かまぼこなど **【表示名】** ビタミンC、V．C（用途名併記）。ただし、栄養強化に使われた時は、ビタミンCのみ、あるいは表示免除 **【合成・天然】** 合成 **【毒性】** 毒性はほとんどないと考えられる

【解説】 L－アスコルビン酸パルミチン酸エステルは、L－アスコルビン酸に、バターやラードなどに多く含まれる飽和脂肪酸のパルミチン酸を結合したもの。

その由来から、毒性はほとんどないと考えられる。動物実験でも、毒性は認められていない。

表示については、L－アスコルビン酸ステアリン酸エステルと同様の問題がある。

L－アラビノース

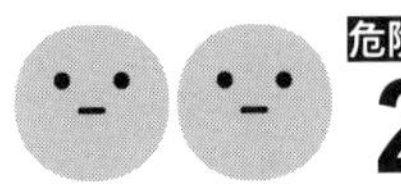

危険度 2

【用途】 甘味料 **【主な使用食品】** 全般 **【表示名】** アラビノース（用途名併記）**【合成・天然】** 天然 **【毒性】** 安全性の確認が不十分

【解説】 アラビアガム、ガディガム、またはコーンファイバーの配糖体を加水分解し、分離してえる。

成分は、L－アラビノース。アラビノースは、トウモロコシ、てんさい、みそなどに含まれる糖なので、安全性は高い。しかし、ほかの成分も含まれている可能性があるので、安全とは言い切れない面がある。

L－グルタミン酸 Na（ナトリウム） → *調味料*

L－システイン塩酸塩

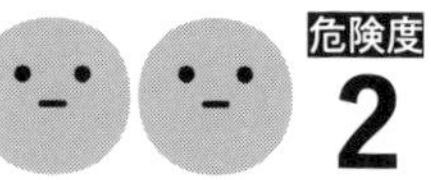

危険度 2

【用途】 酸化防止剤 **【主な使用食品】** パン、天然果汁 **【表示名】** システイン塩酸塩、システイン（用途名併記）**【合成・天然】** 合成 **【毒性】** ある程度の毒性がある

【解説】 システインは、アミノ酸の一種で、毛髪や皮膚の角質に多く含まれている。

しかし、なぜか、システインには毒性がある。カゼインを含むえさにシステインを加えて、ラットに食べさせると、2週間で半分が死んでしまう。不思議だが本当だ。L－システイン塩酸塩は、化学構造上、システインよりも毒性は強いと考えられる。

したがって、多量に使うのは問題があるといえよう。

L－ラムノース

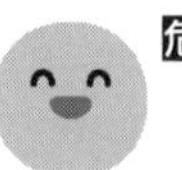

危険度 1

【用途】 甘味料 **【主な使用食品】** 全般 **【表示名】** ラムノース（用途名併記）**【合成・天然】** 天然 **【毒性】** 毒性はほとんどないと考えられる

【解説】 ルチン（抽出物）、オレンジ（アマダイダイ）、みかんの果皮、樹皮、もしくは花に含まれている配糖体。または大豆油、ナタネ油、コーン油を発酵、濃縮分離してえられたものを分解し、分

離してえられたもの。

その由来から、毒性はほとんどないと考えられる。

エレミ樹脂

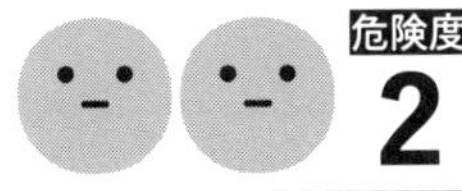

危険度 2

【用途】増粘安定剤**【主な使用食品】**全般**【表示名】**エレミ樹脂（用途名併記）**【合成・天然】**天然**【毒性】**安全性の確認が不十分

【解説】カンラン科エレミの分泌液を乾燥してえられる。

ラットにエレミ樹脂を90日間あたえた実験で、総コレステロールが高くなり、肝臓障害の際に増えるγ（ガンマ）－GTPが上昇した。変異原性は認められていない。

塩化K（カリウム）

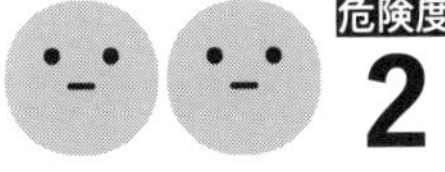

危険度 2

【用途】調味料**【主な使用食品】**パン、漬け物、菓子、マーガリン、うどん、水産練り製品、佃煮、減塩しょうゆ、食塩など**【表示名】**塩化K、塩化カリウム、または一括名の調味料（無機塩）**【合成・天然】**合成**【毒性】**大量に摂取すると危険

【解説】塩化カリウムは、天然のカリ岩塩として、塩化ナトリウムや塩化マグネシウムとともに混じっている。工業的には、粗塩を原料に生産されている。塩化ナトリウムの代替品として、減塩しょうゆや塩分カット食塩などに使われている。

しかし、大量に摂取すると、消化器を刺激し、嘔吐、血圧上昇、不整脈などを起こす。一般に人間が１日に25g以上摂取すると、中毒症状があらわれ、もっと少なくても下痢を起こすとされる。とりすぎには注意が必要。

え

か

さ

た

な

は

ま

や

ら

わ

塩化Mg（マグネシウム）→*豆腐用凝固剤*

OPP

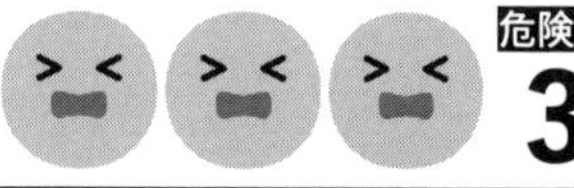

危険度 3

【用途】防カビ剤**【主な使用食品】**レモン、グレープフルーツ、オレンジなどのかんきつ類**【表示名】**OPP、オルトフェニルフェノール（用途名併記）**【合成・天然】**合成**【毒性】**発がん性が認められている

【解説】日本では、以前、OPP（オルトフェニルフェノール）は農薬として使われていた。アメリカの圧力で、1977年、厚生省（当時）が食品添加物としての使用を認可。

東京都立衛生研究所（現・東京都健康安全研究センター）が、OPPを含むえさをラットにあたえる実験を行ったところ、83%という高い割合で膀胱がんが発生した。しかし、旧・厚生省は、その結果を受け入れようとはせず、今でもOPPの使用が認められている。本来なら、使用が禁止されるべき添加物である。

OPP－Na

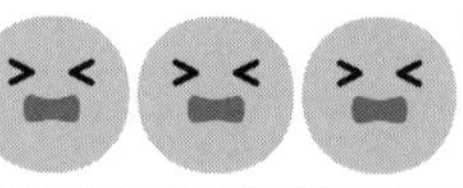

危険度 3

【用途】防カビ剤**【主な使用食品】**レモン、グレープフルーツ、オレンジなどのかんきつ類**【表示名】**OPP－Na、オルトフェニルフェノールナトリウム（用途名併記）**【合成・天然】**合成**【毒性】**発がん性が認められている

【解説】OPP－Na（オルトフェニルフェノールナトリウム）は、OPPにNa（ナトリウム）を結合させたもの。1977年、OPPとともに使用が認可された。

その後、東京都立衛生研究所（現・東京都健康安全研究センター）が、OPP－Naをえさに混ぜてラットに食べさせる実験を行ったところ、95%という高い割合で膀胱や腎臓にがんが発生した。しかし、この結果も無視されてしまい、今でも使用が認められている。本来なら、これも使用を禁止されるべき添加物である。

オリゴガラクチュロン酸

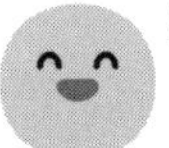

危険度 1

【用途】製造用剤【主な使用食品】全般【表示名】オリゴガラクチュロン酸【合成・天然】天然【毒性】毒性はほとんどないと考えられる

【解説】ペクチンを分解して、ろ過してえられたもの。

その由来から、毒性はほとんどないと考えられる。

オリザノール→*γ（ガンマ）－オリザノール*

オルトフェニルフェノール→*OPP*

オルトフェニルフェノールナトリウム→*OPP－Na*

オレイン酸Na（ナトリウム）

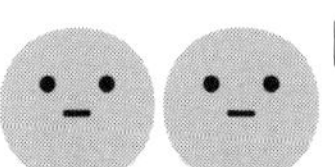

危険度 2

【用途】製造用剤（被膜剤として使われる）【主な使用食品】果実、果菜【表示名】オレイン酸Na、オレイン酸ナトリウム【合成・天然】合成【毒性】安全性の確認が不十分

【解説】オレイン酸は、オリーブ油などに含まれる不飽和脂肪酸。それとNa（ナトリウム）を結合させたものが、オレイン酸Na

である。

毒性は弱いと考えられるが、動物実験のデータが少なく、安全性の確認は不十分といえる。

オレガノ抽出物

【用途】製造用剤**【主な使用食品】**全般**【表示名】**オレガノ抽出物**【合成・天然】**天然**【毒性】**毒性はほとんどないと考えられる

【解説】シソ科オレガノの葉より、エチルアルコールまたはヘキサンで抽出してえられたもの。オレガノは、地中海沿岸地方原産で、その葉にはほろ苦さがあり、生または乾燥させて香辛料として使われている。

その由来から、毒性はほとんどないと考えられる。

オレンジ色素

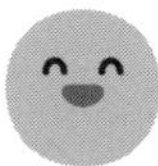

【用途】着色料（黄色に着色する）**【主な使用食品】**菓子、氷菓、かんきつ系飲料など**【表示名】**オレンジ色素、カロチノイド色素、カロテノイド色素、果実色素、カロチノイド、カロテノイド（用途名併記）**【合成・天然】**天然**【毒性】**毒性はほとんどないと考えられる

【解説】オレンジの果実または果皮より、搾汁したもの。あるいは加熱したエチルアルコール、またはヘキサンなどの溶剤で抽出し、溶剤を除去してえられたもの。

その由来から、毒性はほとんどないと考えられる。

カードラン

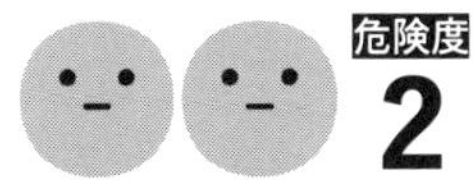

【用途】増粘安定剤**【主な使用食品】**ゼリー、めん、水産練り製品、食肉加工品、もち、ケーキなど**【表示名】**カードラン、ブドウ糖多糖（用途名併記）**【合成・天然】**天然**【毒性】**慢性毒性が認められる

【解説】細菌のアグロバクテリウム、アルカリジェネシス・フェーカリスの培養液より、分離してえられる。

ビーグル犬に、カードランを混ぜたえさを1年間投与した実験では、粘液便や血便が観察され、体重の増え方がわずかに少なかった。また、小腸に点状出血およびびらんをともなった炎症が認められた。したがって、長期間摂取（せっしゅ）すると問題があるといえよう。

貝殻焼成カルシウム → *貝Ca（カルシウム）*

貝殻未焼成カルシウム→*貝Ca（カルシウム）*

貝 Ca（カルシウム）

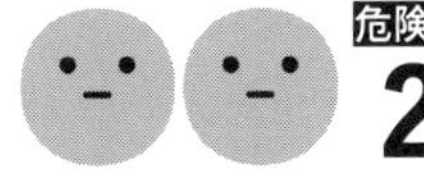

【用途】製造用剤、栄養強化剤**【主な使用食品】**全般**【表示名】**貝 Ca、貝カルシウム、貝殻焼成カルシウム、貝殻未焼成カルシウム**【合成・天然】**天然**【毒性】**使いすぎると、安全性に問題

【解説】貝殻を焼いて作られたもので、成分は酸化カルシウム。

酸化カルシウムは、生石灰（せいせっかい）ともいい、皮膚や粘膜に付着すると、炎症を起こす。誤飲した場合、口や食道、胃がただれたり、腫（は）れ

お
か
さ
た
な
は
ま
や
ら
わ

たりして痛みを感じる。したがって、過剰に使用すると安全性に問題があるといえよう。

貝 Ca には、貝殻未焼成カルシウムもある。これは貝殻を殺菌、乾燥し、粉末にしてえられたもので、主成分は炭酸カルシウム。こちらは安全性に問題はない。

海藻灰抽出物

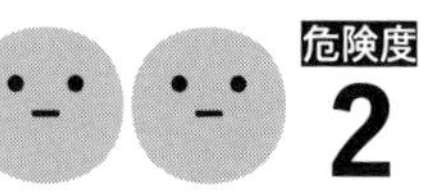

危険度 2

【用途】製造用剤**【主な使用食品】**全般**【表示名】**海藻灰抽出物**【合成・天然】**天然**【毒性】**使いすぎると、安全性に問題

【解説】褐藻類を焼成灰化したものより、水で抽出してえられたもので、主成分は、ヨウ化カリウム。

ヨウ化カリウムは、消毒薬・ヨードチンキに含まれる成分。ヨウ化カリウムを人間が誤飲した場合、過敏な人は0.3〜1.3g で、ヨード中毒症（呼吸困難や動悸、嘔吐、血尿など）になるという。

したがって、過剰に使用すると安全性に問題がある。

カオリン

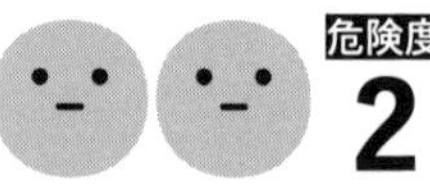

危険度 2

【用途】製造用剤**【主な使用食品】**全般**【表示名】**カオリン、白陶土（はくとうど）
【合成・天然】天然**【毒性】**安全性の確認が不十分

【解説】白陶土よりえられたもので、主成分は、含水ケイ酸アルミニウム。

安全性の確認が、まだ十分に行われていない。

カカオ色素

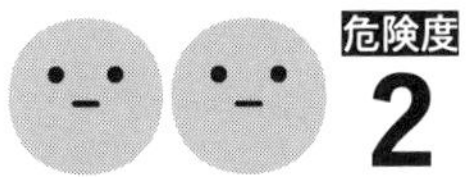

【用途】着色料（褐色に着色する）**【主な使用食品】**菓子、冷菓、氷菓など**【表示名】**カカオ色素、ココア色素、フラボノイド色素**【合成・天然】**天然**【毒性】**変異原性がある

【解説】カカオ豆を発酵させ、焙焼したものより、アルカリ性水溶液で抽出し、中和してえられたもの。

動物実験では、毒性はほとんど見られない。しかし、突然変異性があり、染色体異常も起こすとの報告がある。また、DNA修復に異常をもたらすとの報告もある。これらは、細胞のがん化と関係がある。

カキ色素

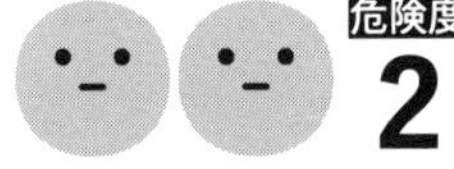

【用途】着色料（赤褐色に着色する）**【主な使用食品】**全般**【表示名】**カキ色素、果実色素、フラボノイド色素**【合成・天然】**天然**【毒性】**安全性の確認が不十分

【解説】カキの果実を発酵後、焙焼したものより、加温したエチルアルコールで抽出してえらたもの、または加温した弱アルカリ性水溶液で抽出し、中和してえられたもの。

安全性の確認が不十分で、その作業が行われている。

加工デンプン

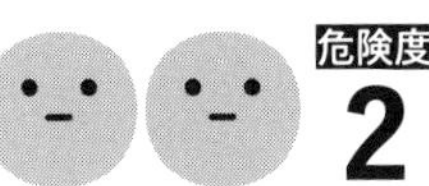

【用途】糊料（こりょう）（増粘剤）**【主な使用食品】**うどん、ラーメン、パン、菓

あ
か
さ
た
な
は
ま
や
ら
わ

子、ケーキなど**【表示名】**加工デンプン（用途名併記）。ただし、製造用剤などの目的で使われた場合、「加工デンプン」のみの表示となる**【合成・天然】**合成**【毒性】**安全性の確認が不十分

【解説】これまで食品の原材料名に「でんぷん」「デンプン」と表示されたものは、実際には加工されたデンプン、すなわち加工デンプンであることが少なくなかった。そこで、厚生労働省は、2008年10月、11品目の加工デンプンを食品添加物として取り扱うことを各都道府県などに通知した。その11品目とは次のとおり。

アセチル化アジピン酸架橋デンプン／アセチル化酸化デンプン／アセチル化リン酸化架橋デンプン／オクテニルコハク酸デンプンナトリウム／酢酸デンプン／酸化デンプン／ヒドロキシプロピルリン酸架橋デンプン／ヒドロキシプロピルデンプン／リン酸架橋デンプン／リン酸化デンプン／リン酸モノエステル化リン酸架橋デンプン

これらはいずれも「加工デンプン」という簡略名が認められている。したがって、おそらくどの品目を使っても、「加工デンプン」と表示されるだろう。

内閣府の食品安全委員会は、加工デンプンについて、「添加物として適切に使用される場合、安全性に懸念がないと考えられる」と述べている。デンプンをベースにしているので、「安全性は高い」と判断しているようだが、発がん性や生殖毒性に関して試験データのない品目もある。

花（か）こう斑岩（はんがん）

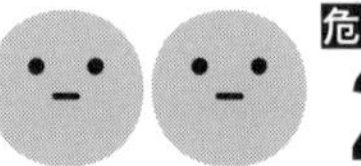

危険度
2

【用途】製造用剤**【主な使用食品】**全般**【表示名】**花こう斑岩、麦飯石**【合成・天然】**天然**【毒性】**安全性の確認が不十分

【解説】花こう斑岩（麦飯石）を洗浄して粉砕したものを、乾燥後、滅菌してえられたもの。

花こう斑岩は、水道水の浄化や炊飯などに利用されているが、粉砕して食品に添加した場合、どんな影響をもたらすのか、その安全性がまだ十分確認されていない。

過酸化水素

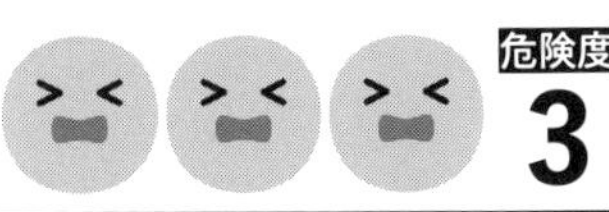

【用途】漂白剤**【主な使用食品】**かずのこ**【表示名】**表示されない（表示免除）**【合成・天然】**合成**【毒性】**発がん性が認められている

【解説】1980年１月、当時の厚生省は、突然「過酸化水素を食品に可能な限り使用しないように」という通達を食品業界に出した。同省の助成金による動物実験で、発がん性が認められたからだ。

困ったかずのこ業界では、過酸化水素を取り除く研究を行い、翌年にその技術を開発した。それは、カタラーゼという酵素で分解してしまう方法だった。結局、厚生省は、「最終食品の完成前に分解または除去すること」という条件つきで、過酸化水素の使用を認めた。

「残留していない」ことが前提なので、表示免除になっている。しかし、完全に除去されているのか、疑問を感じる。薬品のような味がしたら、要注意。

過酸化ベンゾイル

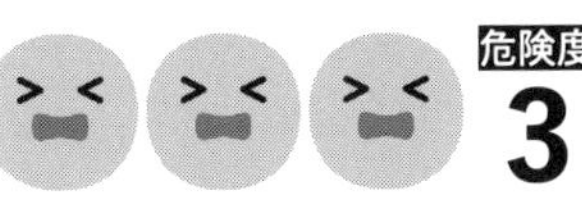

【用途】小麦粉処理剤（漂白などを行う）【主な使用食品】小麦粉【表示名】過酸化ベンゾイル【合成・天然】合成【毒性】安息香酸（あんそくこうさん）に変化する

【解説】過酸化ベンゾイルは、安息香酸が二つ結合した形をしている。そのため、小麦粉の漂白に使うと、保存料に使われている安息香酸が生じる。

なお、過酸化ベンゾイル自体については、動物実験がいくつか行われていて、毒性は認められていない。

カシアガム

危険度 1

【用途】増粘安定剤【主な使用食品】全般【表示名】カシアガム（用途名併記）【合成・天然】天然【毒性】毒性はほとんどないと考えられる

【解説】マメ科エビスグサモドキの種子の胚乳部を粉砕してえられた多糖類。エビスグサモドキの種子は、解毒、目の健康保養、健胃、強壮、利尿などの民間薬として利用されている。

その由来から、毒性はほとんどないと考えられる。

果実色素 → *オレンジ色素、カキ色素*

カゼイン

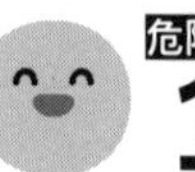
危険度 1

【用途】糊料（こりょう）（増粘剤）【主な使用食品】アイスクリーム、ゼリー、食肉製品、魚肉練り製品など【表示名】カゼイン（用途名併記）

あ
か
さ
た
な
は
ま
や
ら
わ

【合成・天然】合成**【毒性】**毒性はほとんどないと考えられる
【解説】カゼインは、もともと牛乳に含まれるタンパク質の一種で、カルシウムと結びつき、さらにリン酸カルシウムと結びついている。牛乳が白く見えるのは、これらの成分によるもの。
その由来から、毒性はほとんどないと考えられる。

カゼインNa（ナトリウム）

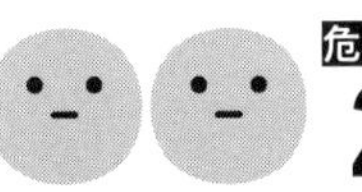

危険度 2

【用途】糊料（増粘剤）**【主な使用食品】**アイスクリーム、ゼリー、ハム、ウインナー、めん類、魚肉練り製品など**【表示名】**カゼインNa、カゼインナトリウム（用途名併記）**【合成・天然】**合成**【毒性】**過剰にとると中毒の心配
【解説】カゼインNaは、カゼインにNa（ナトリウム）を結合させたもの。水によく溶けるため、カゼインより利用範囲が広い。
安全なように思えるのだが、動物に口から一定量をあたえると、中毒を起こして死亡する例がある。Naが毒性を強めていると考えられる。

活性炭

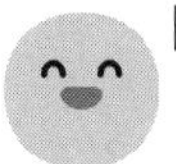

危険度 1

【用途】製造用剤**【主な使用食品】**全般**【表示名】**活性炭**【合成・天然】**天然**【毒性】**毒性はほとんどないと考えられる
【解説】おが屑、木片、ヤシ殻の植物性繊維質、亜炭または石油等の含炭素物質を炭化後、賦活化を行ってえられたもの。活性炭は、冷蔵庫脱臭剤や浄水器などに使われている。
その由来や利用経験から、毒性はほとんどないと考えられる。

活性白土（はくど）

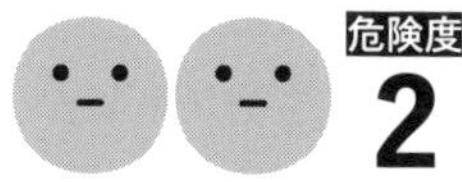

【用途】製造用剤**【主な使用食品】**全般**【表示名】**活性白土**【合成・天然】**天然**【毒性】**安全性の確認が不十分

【解説】酸性白土を硫酸処理してえられたもの。

安全性の確認が、まだ十分行われていない。

ガディ → *ガディガム*

ガディガム

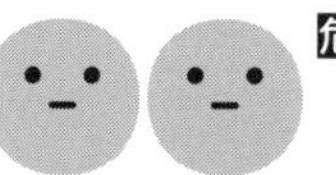

【用途】増粘安定剤**【主な使用食品】**アイスクリーム、ドレッシング、ソーセージなど**【表示名】**ガディガム、ガディ（用途名併記）。ただし、ほかの天然の増粘安定剤（増粘多糖類）と一緒に使われると、「増粘多糖類」という表示でよい**【合成・天然】**天然**【毒性】**安全性の確認が不十分

【解説】シクシン科ガディノキの幹の分泌液を乾燥してえられた多糖類。

安全性の確認が、まだ十分に行われていない。

カテキン

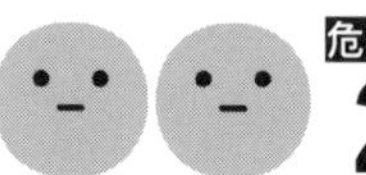

【用途】酸化防止剤**【主な使用食品】**全般**【表示名】**カテキン（用途名併記）**【合成・天然】**天然**【毒性】**安全性の確認が不十分

【解説】 茶の茎または葉、マメ科ペグアセンヤクの枝幹、あるいはアカネ科のガンビールの枝幹または葉を、乾留したのち、水またはエチルアルコールで抽出し、精製してえられたもの。または熱水で抽出したのち、メチルアルコールあるいは酢酸エチルで分配してえられたもの。

カテキンをえさに混ぜて、ラットに90日間あたえた実験では、肝臓障害の際に増えるGPT（ALT）が上昇した。突然変異性試験および染色体異常試験では、どちらも陽性。ただし、カテキンをえさに混ぜてラットに2年間あたえた実験では、がんの発生は認められなかった。

カフェイン

危険度 **2**

【用途】 苦味料 **【主な使用食品】** コーラ、栄養ドリンク、コーヒー飲料など **【表示名】** カフェイン、または一括名の苦味料 **【合成・天然】** 天然 **【毒性】** 神経を興奮させる

【解説】 カフェインは、コーヒー豆や茶葉に含まれるアルカロイドの一種。アルカロイドは、人間に対して強い生理作用をもっていて、ほかにコカインやモルヒネなどの麻薬やタバコに含まれるニコチンなどが知られる。添加物のカフェインは、コーヒー豆や茶葉から、水または二酸化炭素で抽出して、分離・精製してえられたもの。

カフェインは、アルカロイドの中では作用が穏やかなほうだが、それでも大脳に作用して感覚や精神機能を敏感にし、眠気をさます働きがある。また、血管を収縮させたり、尿意をもよおさせたり、胃液を分泌させる働きもある。

体が十分に発達していない子どもがカフェインをとると、脳な

どへの刺激が強すぎて、興奮したり、眠れなくなることがあるので、安易にあたえないほうがよいだろう。大人でも、カフェインを摂取すると、なかなか眠れなくなることがある。

あ
か
さ
た
な
は
ま
や
ら
わ

ガムベース

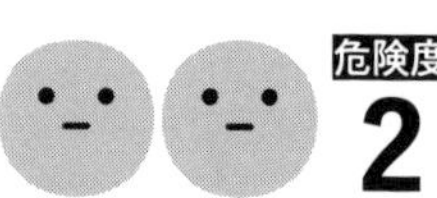

【用途】一括名（用途は、ガムの基材）**【表示名】**ガムベース**【合成・天然】**合成・天然**【毒性】**添加物によって異なる

【解説】チューインガムの基材になるもので、これを使わないと、ガムを作ることはできない。ガムベースは、合成と天然がある。合成のガムベースは次のとおり。

●合成系

エステルガム／グリセリン脂肪酸エステル／酢酸ビニル樹脂／ショ糖脂肪酸エステル／ソルビタン脂肪酸エステル／炭酸カルシウム／プロピレングリコール脂肪酸エステル／ポリイソブチレン／ポリブテン／リン酸一水素カルシウム／リン酸三カルシウム

酢酸ビニル樹脂は、原料となる酢酸ビニルを結合させて樹脂状にしたものだ。しかし、酢酸ビニルは、動物実験で発がん性のあることが明らかになっている。酢酸ビニル樹脂には、酢酸ビニルが残っている可能性があるため、厚生労働省では、樹脂中に酢酸ビニルが5 ppm（ppmは100万分の1をあらわす濃度の単位）以上残っていた場合は、違反としている。酢酸ビニル樹脂は、接着剤としても使われている。こうしたものを添加物として認めてよいのか、疑問が残る。

ポリイソブチレンは、石油ナフサを分解する際に副産物としてできるイソブチレンを結合させて作ったもの。毒性データが見当たらない。ポリブテンは、石油ナフサからえられるブテンを結合させたもの。これも毒性データが見当たらない。

これらが使われていても、「ガムベース」という一括名しか表示されないため、消費者には何が使われているかわからない。

天然のガムベースは次のとおり。

●天然系

オゾケライト／グアヤク樹脂／グッダハンカン／グッダペルカ／ゴム／ゴム分解樹脂／シェルトン／ソルバ／ソルビンハ／チクル／チルテ／ツヌー／低分子ゴム／ニガーグッタ／パラフィンワックス／粉末モミガラ／ベネズエラチクル／ホホバロウ／マスチック／マッサランドバチョコレート／マッサランドババラタ／ラノリン／レッチュデバカ／ロシティンハ／ロシン

大半は天然ゴムと同様に樹木からとった樹液で、毒性の強いものはそれほど見当たらない。しかし、マスチックは、ウルシ科の植物の分泌液から抽出したもので、それを含むえさをラットに90日間食べさせた実験では、肝臓に小肉芽腫（腫瘍ではなく、炎症）ができ、心筋に軽い炎症が見られた。

ホホバロウはツゲ科のホホバの実から抽出したロウ物質で、それを含むえさをラットに90日間食べさせた実験では、白血球や脳重量の減少傾向が見られた。

しかし、すべて一括名の「ガムベース」としか表示されないため、消費者には何が添加されているのかわからない。

カラギーナン→カラギナン

カラギナン

危険度 3

【用途】増粘安定剤**【主な使用食品】**しゃぶしゃぶのたれ、豆乳、ドレッシング、スープ、ソース、ゼリー、乳飲料、果実飲料、デザート食品など**【表示名】**カラギーナン、カラギナン（用途名併記）。ただし、ほかの天然の増粘安定剤（増粘多糖類）と一緒に使われると、「増粘多糖類」という表示でよい**【合成・天然】**天然**【毒性】**がんを促進する疑いがある

【解説】ミリン科やイバラノリ科などの海藻を乾燥してえられた多糖類。

ラットにカラギーナンを多量に含むえさを食べさせた実験で、下痢を起こしたほか、血便が見られた。カラギーナンをえさに混ぜて、モルモットに食べさせた実験では、結腸潰瘍が見られた。

このほか、ラットに発がん物質をあたえて、カラギーナンを大量に含むえさをあたえた実験では、結腸腫瘍の発生率が高くなった。発がん物質をあたえずに、カラギーナンを含むえさだけをあたえた場合、ラット１匹に結腸の腺腫（良性の腫瘍）が見られた。

鶏の受精卵にカラギーナンを少量含む水溶液を投与した実験では、胚死亡率が高くなり、ヒナに脳露出、異常なくちばし、無眼症などが見られた。また、生まれたヒナは４日目で死亡する例があった。

カラシ抽出物

危険度 1

【用途】製造用剤**【主な使用食品】**全般**【表示名】**カラシ抽出物、マスタード抽出物**【合成・天然】**天然**【毒性】**毒性はほとんどないと

考えられる
【解説】 からし菜の種子の脂肪油を除いた粕より、水蒸気蒸留によりえられたもの。
その由来から、毒性はほとんどないと考えられる。

カラメル → *カラメル色素*

カラメル色素

危険度 2

【用途】 着色料（褐色に着色する）**【主な使用食品】** コーラ、コーヒー飲料、ソース、ラーメンスープ、洋酒、菓子類、しょうゆなど **【表示名】** カラメル色素、カラメル（用途名併記）**【合成・天然】** 天然 **【毒性】** 変異原性がある
【解説】 デンプンや糖蜜を熱処理してえられたもの（カラメルⅠ）と、それらに亜硫酸化合物やアンモニウム化合物を加えて熱処理したもの（カラメルⅡ、カラメルⅢ、カラメルⅣ）と、全部で4種類ある。
カラメルⅢとカラメルⅣの場合、原材にアンモニウム化合物が使われており、それが色素を製造する際の熱処理によって、4－メチルイミダゾールという物質に変化し、そのまま含まれる。アメリカでの動物実験で4－メチルイミダゾールには、発がん性が認められている。
一方、カラメルⅠとカラメルⅡには、4－メチルイミダゾールが含まれておらず、それほど問題ではない。
しかし、どれが使われても、「カラメル色素」または「カラメル」と表示されるので、消費者にはカラメルⅠ～Ⅳのどれが使わ

れているのかわからない。カラメル色素は、ひじょうに多くの食品に使われているので、注意が必要だ。

過硫酸アンモニウム

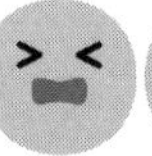
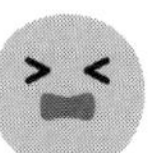

危険度 **3**

【用途】小麦粉処理剤**【主な使用食品】**小麦粉**【表示名】**過硫酸アンモニウム**【合成・天然】**合成**【毒性】**皮膚や目を刺激する

【解説】過硫酸アンモニウムは、皮膚や粘膜を刺激するため、これを使って小麦粉を処理する製パン業者は、皮膚炎を起こしやすいという。

過硫酸アンモニウムを通常の100倍用いて作ったパンでラットを飼育した実験では、2世代の発育が悪くなり、生殖能力も抑制された。

カルボキシルメチルセルロースカルシウム

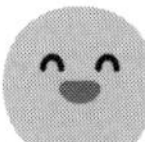

危険度 **1**

【用途】糊料（こりょう）（固形状や顆粒状のものを溶けやすくする）**【主な使用食品】**固形スープ、固形調味料、顆粒だしなど**【表示名】**CMC−Ca、繊維素グリコール酸Ca（用途名併記）**【合成・天然】**合成**【毒性】**毒性はほとんど認められない

【解説】木材パルプに含まれるセルロースから合成されている。

毒性は、次項のカルボキシルメチルセルロースナトリウムと同程度とされている。

カルボキシルメチルセルロースナトリウム

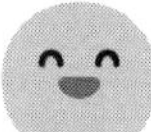
危険度 **1**

【用途】糊料（こりょう）（増粘剤）**【主な使用食品】**アイスクリーム、ジャム、クリーム、ピーナッツバター、ケチャップ、佃煮、ソースなど**【表示名】**CMC－Na、CMC（用途名併記）**【合成・天然】**合成**【毒性】**毒性はほとんど認められない

【解説】植物に含まれるセルロースを原料として合成されている。

動物実験では、ほとんど毒性が見られない。もともと植物に含まれる成分をベースにしているので、毒性があらわれないと考えられる。

カルミン酸 → *コチニール色素*

カルミン酸色素 → *コチニール色素*

カロチノイド→*カロチノイド色素(カロテノイド色素)*

カロチノイド色素（カロテノイド色素）

【解説】カロチノイド色素とは、動植物に含まれる黄、だいだい、赤を示す色素の総称で、トマト色素、パプリカ色素（トウガラシ色素）、オレンジ色素、β（ベータ）－カロチン、アナトー色素、クチナシ黄色素など多くの種類がある。

したがって、この表示からでは具体的な色素名はわからない。名称も、カロチノイド、カロテノイド、カロチン色素、カロテン色素などさまざまで、統一されていない。

カロチノイド色素の多くは、安全性に問題はほとんどないと考えられるが、クチナシ黄色素（107ページ参照）のように多少問題のあるものもある。

カロチン → *カロチノイド色素(カロテノイド色素)*

カロテノイド→*カロチノイド色素(カロテノイド色素)*

カロテン → *カロチノイド色素(カロテノイド色素)*

環状オリゴ糖 → *シクロデキストリン*

かんすい

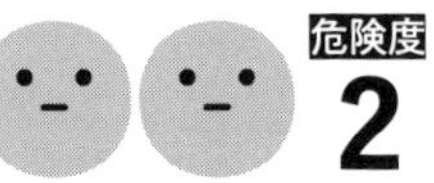

危険度 2

【用途】一括名（用途は、めんに独特の香りや色、食感をもたせる）**【主な使用食品】**インスタントラーメン、カップラーメン、生ラーメン、焼きそばなど**【表示名】**かんすい**【合成・天然】**合成

【解説】かんすいは、ラーメンなどのめんに風味や色あいを出すために使われている。ラーメンを食べた際に、鼻にツンとくる独特のにおいがするが、かんすいによるものである。

「かんすい」と聞くと、何か自然のもののように感じるが、実際は違う。以下の化学物質を何品目か組み合わせて、かんすいが作られている。

炭酸カリウム（無水）／炭酸水素ナトリウム／炭酸ナトリウム／ピロリン酸四カリウム／ピロリン酸四ナトリウム／ピロリン酸二水素ナトリウム／ポリリン酸カリウム／ポリリン酸ナトリウム／メタリン酸カリウム／メタリン酸ナトリウム／リン酸三カリウム／リン酸三ナトリウム／リン酸水素二カリウム／リン酸水素二ナトリウム／リン酸二水素カリウム／リン酸二水素ナトリウム

ふつうかんすいは、炭酸ナトリウム、炭酸水素ナトリウム（重曹)、リン酸類のカリウム塩またはナトリウム塩を１種類以上含んでいる。炭酸ナトリウムは、人間が大量にとると、胃や腸の粘膜に傷がつく。ラーメンを食べると、胸焼けを起こすことがあるが、これが原因しているのかもしれない。

また、リン酸を含むものが多くなっているが、リン酸をたくさんとると、カルシウムや鉄の吸収が悪くなって、骨がもろくなる心配がある。ポリリン酸ナトリウムをえさに混ぜてラットに24週間食べさせた実験で、腎臓結石ができた。メタリン酸ナトリウムを大量に含むえさをラットに１か月食べさせた実験で、発育が悪くなって、腎臓の重さが増えて、尿細管に炎症が見られた。

しかし、これらの品目のどれをいくつ使っても、「かんすい」という一括名しか表示されないので、消費者には何が使われているのかわからない。

カンゾウ

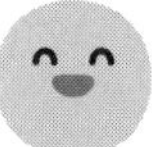

危険度 **1**

【用途】甘味料**【主な使用食品】**漬け物、ドレッシング、ソース、ふりかけ、塩辛、めんつゆ、ラーメンスープ、スナック菓子、味付きイカ、とろろこんぶなど**【表示名】**カンゾウ、甘草、カンゾウ抽出物、グリチルリチン、リコリス（用途名併記）**【合成・天然】**天然

【毒性】毒性はほとんど認められない

【解説】マメ科のカンゾウ（甘草）の根茎から抽出した甘味成分。主成分は、グリチルリチン酸。カンゾウは、漢方薬として広く利用されている。

市販のカンゾウエキス製剤を、男性15人と女性34人に13～142日服用してもらい、血液中のナトリウム、カルシウム、塩素、リ

あ
か
さ
た
な
は
ま
や
ら
わ

ン、および血液尿素窒素を測ったところ、ナトリウム、カルシウム、塩素、リンの値がやや上昇したが、問題はなかった。

中国産のカンゾウから抽出した乾燥エキスを調整して、ラットとマウスに口からあたえたが、毒性はあらわれなかった。

甘草(かんぞう) → *カンゾウ*

カンゾウ抽出物 → *カンゾウ*

カンタキサンチン

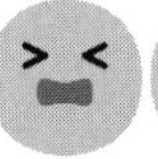

危険度 **3**

【用途】 着色料（紫色に着色する）**【主な使用食品】** 魚肉練り製品（かまぼこに限る）**【表示名】** カロチノイド、カロチノイド色素、カロテノイド、カロテノイド色素（用途名併記）**【合成・天然】** 天然

【毒性】 発がん性や網膜への影響が心配される

【解説】 カンタキサンチンは、甲殻類や食用きのこなどに微量含まれているカロチノイド系の色素。またウニやぶどう科の果実にも微量含まれているとされる。

ラットにカンタキサンチンを投与した実験で、肝細胞腺腫の発生率の増加が認められた。また、人間にカンタキサンチンを摂取させたところ、カンタキサンチン網膜結晶性沈着物が見られたとの報告がある。

天然物からえられたものであるが、摂取しないほうがいいと言わざるをえない。

γ（ガンマ）－オリザノール

【用途】酸化防止剤**【主な使用食品】**油脂食品、水産練り製品など**【表示名】**オリザノール（用途名併記）**【合成・天然】**天然**【毒性】**毒性はほとんどないと考えられる

【解説】米ぬかまたは胚芽油より、エチルアルコールやヘキサンなどの溶剤で処理してえられる。

動物実験では、毒性はほとんど見られない。その由来からも、毒性はほとんどないと考えられる。

甘味料

【解説】甘味料は、用途名。食品に甘味をつける。砂糖の代わりに使われ、低カロリーのものが多い。個々の添加物によって毒性は違う。使用した添加物の名称に「甘味料」と併記される。合成甘味料・天然甘味料は、次のとおり。

●合成系

アスパルテーム／アセスルファムK（カリウム）／アドバンテーム／キシリトール／グリチルリチン酸二ナトリウム／サッカリン／サッカリンNa（ナトリウム）／スクラロース／ソルビトール／ネオテーム

●天然系

α（アルファ）－グルコシルトランスフェラーゼ処理ステビア／L－アラビノース／L－ラムノース／カンゾウ抽出物／酵素分解カンゾウ／

ステビア抽出物／ステビア末／タウマチン／D－キシロース／D－リボース／ブラジルカンゾウ抽出物／ラカンカ抽出物

黄 4

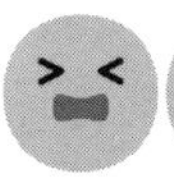
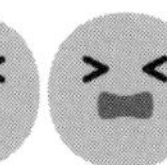

危険度 3

【用途】 着色料（黄色に着色する）**【主な使用食品】** たくわん、漬け物、かずのこ入り惣菜、練ウニ、ドロップ、あめ、和菓子、焼き菓子、かき氷シロップなど。**【表示名】** 黄 4、黄色 4 号（用途名併記）**【合成・天然】** 合成 **【毒性】** 変異原性があり、ジンマシンを起こす心配がある

【解説】 ラットやビーグル犬を使った実験で、下痢や胃炎を起こすことがわかっている。また、染色体異常を起こす。これは、細胞のがん化と関係がある。

人間がとった場合、人によってはジンマシンを起こすことが皮膚科医から指摘されている。

黄 5

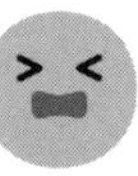
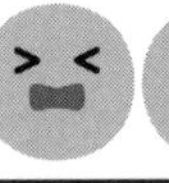

危険度 3

【用途】 着色料（黄色に着色する。また、ほかの着色料と混ぜて使われる。ちなみに、黄 5 に、赤 3 と青 1 を混ぜると、チョコレート色になる）**【主な使用食品】** 菓子類、清涼飲料水、農水産加工品など **【表示名】** 黄 5、黄色 5 号（用途名併記）**【合成・天然】** 合成 **【毒性】** 発がん性の疑いがある

【解説】 イヌに黄 5 を含むえさを食べさせた実験では、体重が減って、下痢を起こした。ラットに黄 5 を含むえさを食べさせた実験では、乳腺腫瘍が増えたという疑いがもたれた。ただし、別の

ラットの実験では、腫瘍の発生は認められなかった。

人間がとると、人によってはジンマシンを起こすことが皮膚科医から指摘されている。

黄色4号 → *黄4*

黄色5号 → *黄5*

キサンタン → *キサンタンガム*

キサンタンガム

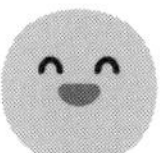

危険度 1

【用途】 増粘安定剤 **【主な使用食品】** ドレッシング、ソース類、缶詰、プリン、スポンジケーキなど **【表示名】** キサンタンガム、キサンタン（用途名併記）。ただし、ほかの天然の増粘安定剤（増粘多糖類）と一緒に使われると、「増粘多糖類」という表示でよい **【合成・天然】** 天然 **【毒性】** 毒性はほとんど認められない

【解説】 キサンタンガムは、細菌のキサントモナス・キャンペストリスの培養液からえられた多糖類。

健康な5人の男性に1日に10.4～12.9g（3回に分けて）のキサンタンガムを23日間あたえたが、血液、尿、免疫、善玉コレステロールなどに影響は見られず、総コレステロールが10%減っていた。このほか、人間がキサンタンガムを1日に10～13gとっても、影響はあらわれなかった。

キシリトール

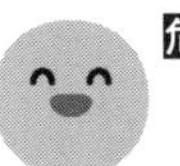

危険度 1

【用途】甘味料**【主な使用食品】**ガム、菓子類、ジャムなど**【表示名】**キシリトール（用途名併記）**【合成・天然】**合成**【毒性】**安全性に問題はないと考えられる

【解説】キシリトールは、もともとイチゴやプラムなどに含まれている糖アルコール。植物に含まれるキシロースを原料として、化学的に合成されていている。砂糖と同じくらいの甘味がある。「虫歯を防ぐ甘味料」ということで、ガムに盛んに使われている。

動物実験で、大量に食べさせると、肝臓や膀胱に多少影響が出るが、イチゴやプラムなどに含まれる甘味成分なので、ふつうにとっている分には、問題はないと考えられる。

キチン

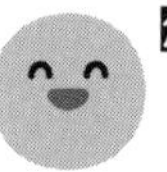

危険度 1

【用途】増粘安定剤**【主な使用食品】**全般**【表示名】**キチン（用途名併記）**【合成・天然】**天然**【毒性】**毒性はほとんどないと考えられる

【解説】キチンは、エビやカニなどの甲羅から抽出したもの。

その由来から、毒性はほとんどないと考えられる。

キトサン

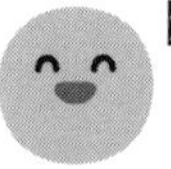

危険度 1

【用途】増粘安定剤**【主な使用食品】**全般**【表示名】**キトサン（用途名併記）**【合成・天然】**天然**【毒性】**毒性はほとんどないと考えられる

【解説】キチンを水酸化ナトリウム溶液で処理したもの。軟骨成分のグルコサミンからなる。

その由来から、毒性はほとんどないと考えられる。

キビ色素 → *コウリャン色素*

ぎょりんぱく
魚鱗箔

【用途】着色料（淡黄灰色に着色する）**【主な使用食品】**全般**【表示名】**魚鱗箔（用途名併記）**【合成・天然】**天然**【毒性】**毒性はほとんどないと考えられる

【解説】マイワシやニシンなどの魚類の上皮部から抽出してえられたもの。

ラットを使った実験では、毒性は認められていない。突然変異性はなく、マウス小核試験は、陰性。

その由来からも、毒性はほとんどないと考えられる。

金

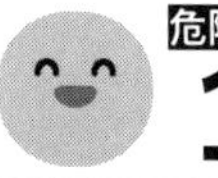

【用途】着色料（金色に着色する）**【主な使用食品】**全般**【表示名】**金（用途名併記）**【合成・天然】**天然**【毒性】**安全性は高いと考えられる

【解説】金はひじょうに安定した金属で、昔から金箔として料理に利用されている。

その由来から、安全性に問題はないと考えられる。

銀

危険度 2

【用途】着色料（銀色に着色する）**【主な使用食品】**全般**【表示名】**銀（用途名併記）**【合成・天然】**天然**【毒性】**安全性が不確か

【解説】銀は、昔から食器に利用されている。しかし、人間が銀を1日に60mg以上摂取すると有毒との指摘がある。

したがって、添加物として使った場合、安全とまではいえないだろう。

グァーガム

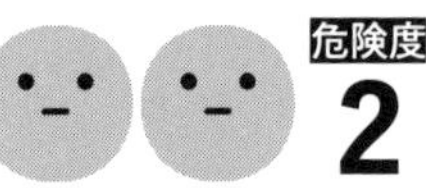

【用途】増粘安定剤**【主な使用食品】**ドレッシング、ケチャップ、コンニャク、食肉加工品、水産練り製品、和菓子など**【表示名】**グァーガム（用途名併記）。ただし、ほかの天然の増粘安定剤（増粘多糖類）と一緒に使われると、「増粘多糖類」という表示でよい**【合成・天然】**天然**【毒性】**アレルギーや炎症を起こす心配がある

【解説】マメ科グァーの種子を砕いてえられたもの、あるいはこれをお湯で抽出してえられたもの。多糖類の一種。

グァーガムを含むダイエット薬を飲んで、食道がふさがってしまったケースがいくつも報告されている。また、カーペット工場の従業員が、グァーガムが原因でゼンソクを起こしたという報告もある。妊娠マウスにあたえた実験では、29匹中8匹が死亡した。

グァーガム酵素分解物

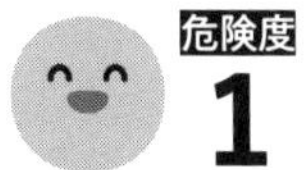

【用途】増粘安定剤**【主な使用食品】**ドレッシング、ケチャップ、コンニャク、食肉加工品、水産練り製品、和菓子など**【表示名】**グァー分解物（用途名併記）。ただし、ほかの天然の増粘安定剤（増粘多糖類）と一緒に使われると、「増粘多糖類」という表示でよい**【合成・天然】**天然**【毒性】**毒性は認められない

【解説】グァーガムを酵素で分解してえられたもの。

ラットを使った実験では、毒性は認められていない。突然変異性はない。

グァー分解物 → *グァーガム酵素分解物*

クーロー色素

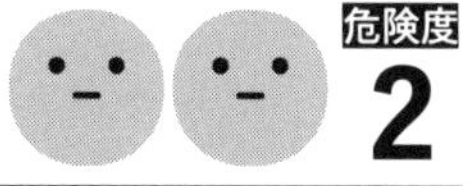

【用途】着色料（赤褐色に着色する）**【主な使用食品】**全般**【表示名】**クーロー色素**【合成・天然】**天然**【毒性】**安全性の確認が不十分

【解説】ヤマイモ科ソメモノイモの根より、熱水、弱アルカリ性水溶液もしくはプロピレングリコールで抽出してえられたもの。

突然変異性がある。染色体異常は起こさず、マウス小核試験は陰性。安全性の確認が、まだ不十分といえよう。

クエルセチン

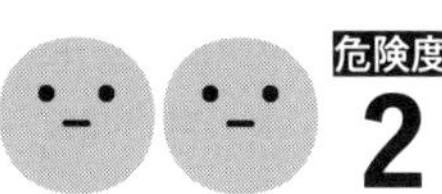

【用途】 酸化防止剤 **【主な使用食品】** 全般 **【表示名】** クエルセチン、ルチン分解物（用途名併記）**【合成・天然】** 天然 **【毒性】** 安全性の確認が不十分

【解説】 ルチンを酵素または酸性水溶液で分解してえられる。

ラットに対して、クエルセチンを投与した実験で、胎児重量が明らかに軽くなった。また、えさに混ぜてあたえた実験では、体重の増え方が悪くなった。突然変異性がある。

クエン酸

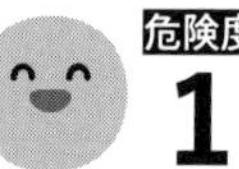

危険度 1

【用途】 酸味料、pH（ペーハー）調整剤（pH を調整する、保存性を高める）**【主な使用食品】** 清涼飲料水、キャンディ、ゼリー、ジャム、山菜水煮、水煮たけのこ、冷凍魚介、氷菓など **【表示名】** クエン酸、または一括名の酸味料か、pH 調整剤 **【合成・天然】** 合成 **【毒性】** 毒性はほとんど見当たらない

【解説】 一括名表示が認められているが、物質名が表示されることもある。クエン酸は、もともとレモンやみかんなどのかんきつ類に含まれる酸。化学的に合成されたものが、酸味料や pH 調整剤として使われている。

もともと食品に含まれている酸なので、安全性に問題はないと考えられる。

クエン酸イソプロピル

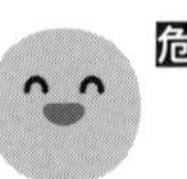

危険度 1

【用途】 酸化防止剤 **【主な使用食品】** 油脂、バター **【表示名】** クエン酸イソプロピル、クエン酸エステル（用途名併記）**【合成・天然】**

合成【**毒性**】毒性はほとんど認められない

【**解説**】食品添加物でいうクエン酸イソプロピルは、クエン酸イソプロピルとグリセリン脂肪酸エステルの混合物である。

クエン酸イソプロピルを動物にあたえた実験では、毒性は認められていない。また、クエン酸イソプロピルとグリセリン脂肪酸エステルの混合物を混ぜたえさでラットを飼育し、5世代にわたって繁殖させて観察したが、繁殖に悪影響は認められなかった。

クエン酸エステル→*クエン酸イソプロピル*

クエン酸三ナトリウム→*クエン酸Na(ナトリウム)*

クエン酸 Na（ナトリウム）

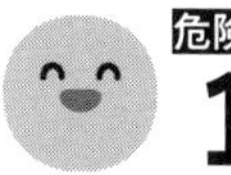

危険度 1

【**用途**】酸味料、pH（ペーハー）調整剤（pH を調整する、保存性を高める）【**主な使用食品**】清涼飲料水、キャンディ、ゼリー、ジャム、山菜水煮、水煮たけのこ、冷凍魚介、氷菓など【**表示名**】クエン酸 Na、クエン酸ナトリウム、クエン酸三ナトリウム、または一括名の酸味料か、pH 調整剤【**合成・天然**】合成【**毒性**】毒性はほとんど見当たらない

【**解説**】クエン酸に、Na（ナトリウム）を結合させたものが、クエン酸 Na。一括名表示が認められているが、物質名で表示されることもある。

安全性について問題となるようなデータは見当たらない。ただし、Na をとることになるので、高血圧の人は、その点は頭に入れておく必要があるだろう。

クチナシ → *クチナシ青色素、クチナシ赤色素、クチナシ黄色素*

クチナシ青色素

危険度 1

【用途】 着色料（青く着色する）**【主な使用食品】** 冷菓、ガム、シロップ、茶そば、乾めん、清涼飲料水、リキュールなど **【表示名】** クチナシ色素、クチナシ、クチナシ青色素（用途名併記）**【合成・天然】** 天然 **【毒性】** 毒性は認められていない

【解説】 アカネ科クチナシの実より、温水で抽出したのち、酵素を添加し、分離してえられたもの。

マウスを使った実験では、毒性は認められない。染色体異常を起こさず、DNA 修復も異常を起こさない。マウス小核試験は、陰性。

クチナシ赤色素

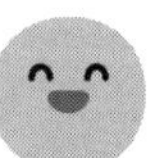

危険度 1

【用途】 着色料（赤く着色する）**【主な使用食品】** 冷菓、ガム、シロップ、茶そば、乾めん、清涼飲料水、リキュールなど **【表示名】** クチナシ色素、クチナシ、クチナシ赤色素（用途名併記）**【合成・天然】** 天然 **【毒性】** 毒性は認められていない

【解説】 アカネ科クチナシの実から、温水で抽出したのち、酵素を添加し、分離してえられたもの。

マウスを使った実験では、毒性は認められていない。突然変異性はなく、DNA 修復も異常を起こさない。マウス小核試験は、陰性。

クチナシ黄色素

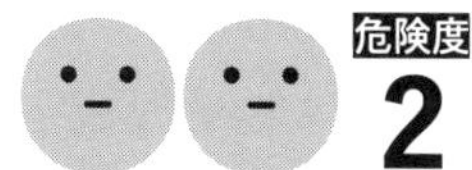

【用途】 着色料（黄色に着色する）**【主な使用食品】** インスタントラーメン、カップラーメン、生ラーメン、ガム、シロップ、茶そば、飲料、冷菓、リキュールなど **【表示名】** クチナシ色素、クチナシ、クチナシ黄色素、カロチノイド色素、カロチノイド、カロテノイド色素、カロテノイド、クロシン（用途名併記）**【合成・天然】** 天然 **【毒性】** 下痢や肝臓への影響が心配される

【解説】 アカネ科クチナシの実から、温水で抽出したのち、酵素を添加して分離することでえられる。主色素は、クロシンおよびクロセチン。

ラットにクチナシ黄色素を口から大量にあたえた実験では、下痢を起こしたほか、肝臓が出血して、それに伴う肝細胞の変性と壊死（えし）が見られた。これは、クチナシ黄色素に含まれるゲニポサイドという物質が腸の中で変化して、引き起こしたと考えられている。

クチナシ色素 → *クチナシ青色素、クチナシ赤色素、クチナシ黄色素*

苦味料（くみりょう）

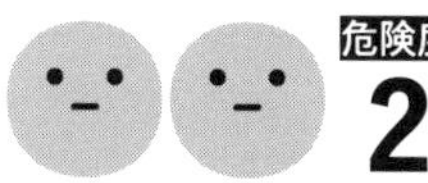

【用途】 一括名（用途は、独特の苦味をもたせる）**【主な使用食品】** コーラ、栄養ドリンク、缶コーヒーなど **【表示名】** 苦味料 **【合成・天然】** 天然 **【毒性】** 添加物によって違いがある

【解説】 コーヒーやお茶などに含まれるカフェインがもっともよ

く使われている。ほかにカカオに含まれるテオブロミンなど。苦味料は天然添加物だけで、次のとおり。

イソアルファー苦味酸／カフェイン／キナ抽出物／キハダ抽出物／ゲンチアナ抽出物／香辛料抽出物／酵素処理ナリンジン／ジャマイカカッシア抽出物／テオブロビン／ナリンジン／ニガヨモギ抽出物／レイシ抽出物

苦味料は一括名が認められていて、「苦味料」と表示すればよいが、コーラや栄養ドリンクには、「カフェイン」と表示されている。注意喚起の意味があるのだろう。

カフェインは、コーラや栄養ドリンクなどに添加されている。カフェインを子どもがとると、夜眠れなくなったり、興奮しやすくなったりするので、注意が必要（87ページカフェインの項参照）。

このほか、ジャマイカカッシア抽出物も要注意。これは、ニガキ科のジャマイカカッシアの枝や皮から抽出されたもの。それを含むえさをラットに90日間食べさせた実験で、肝臓障害の際に増えるγ（ガンマ）−GTP 値が上昇した。

グリシン

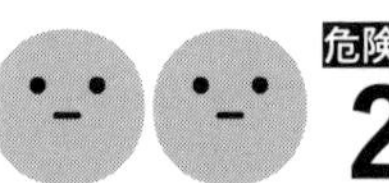

【用途】 調味料（味付けをする、保存性を高める）、栄養強化剤 **【主な使用食品】** コンビニおにぎり、コンビニ弁当、だんごや大福、粉末スープ、水産練り製品、ピーナッツクリーム、漬け物類など **【表示名】** グリシン **【合成・天然】** 合成 **【毒性】** 鶏などには毒性があるが、人間には作用しない模様

【解説】 グリシンは、タンパク質を作っている20種類のアミノ酸

の一種で、体の中でも作られている。また、食べ物にも含まれていて、とくに魚介類に多く含まれる。人工的にも合成されていて、それが食品添加物として使われている。

しかし、鶏の白色レグホンに、口から大量にあたえた実験では、中毒症状が起こり、強い疲労や昏睡を起こし、死亡する例が見られた。また、モルモットに口から大量にあたえた実験でも、虚脱症状や呼吸筋の麻痺を起こして、死亡した。おそらくこれらの動物は、グリシンをうまく代謝するシステムを体の中にもっていないと考えられる。

ただし、人間の場合は、大量に摂取してもこうした毒性はまずあらわれないようである。というのも、味の素から、グリシンを成分とする「グリナ」というサプリメントが発売されていて、グリシンの1日摂取目安量が3gとなっており、多くの人が摂取しているが、問題は起こっていない模様だからだ。

クリストバル石

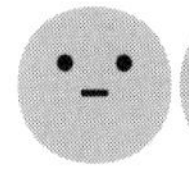
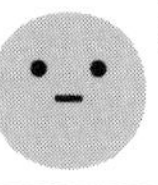

危険度 **2**

【用途】製造用剤**【主な使用食品】**全般**【表示名】**クリストバル石
【合成・天然】天然**【毒性】**安全性の確認が不十分
【解説】鉱床より採掘したクリストバル石を粉砕、乾燥後、800〜1200℃で焼成、または塩酸処理して焼成したもの。

安全性の確認が、まだ十分行われていない。

グリセリン

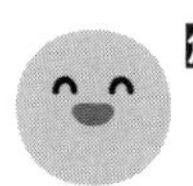

危険度 **1**

【用途】製造用剤**【主な使用食品】**清酒、魚肉練り製品、冷凍牛肉、

冷凍菓子、和菓子、ゼリー菓子、ガムなど**【表示名】**グリセリン**【合成・天然】**合成**【毒性】**毒性はほとんどないと考えられる

【解説】脂肪は、脂肪酸とグリセリンが結合したものである。したがって、多くの食品にグリセリンが含まれていることになる。グリセリンは、油脂から精製する、炭水化物を発酵または分解する、化学的に合成する——いずれかの方法で作られている。

動物実験では、急性毒性はほとんどないといえる。その由来から、安全性は高いと考えられる。

グリセリンエステル → *グリセリン脂肪酸エステル*

グリセリン脂肪酸エステル

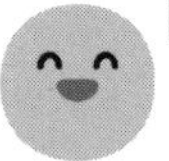
危険度 1

【用途】乳化剤**【主な使用食品】**マーガリン、アイスクリーム、生クリーム、乳飲料、ケーキ、ビスケットなど**【表示名】**グリセリンエステル、グリセリン脂肪酸エステル、または一括名の乳化剤**【合成・天然】**合成**【毒性】**毒性はほとんど認められていない

【解説】グリセリン脂肪酸エステルは、脂肪の一種で、油脂に少量含まれている。

動物実験では、毒性はほとんど認められず、その由来からも、安全性に問題はないと考えられる。

グリチルリチン → *カンゾウ*

グリチルリチン酸Na（ナトリウム） →*グリチルリチン酸二(に)ナトリウム*

グリチルリチン酸二(に)ナトリウム

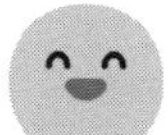

危険度 **1**

【用途】甘味料**【主な使用食品】**しょうゆ、みそ**【表示名】**グリチルリチン酸Na、グリチルリチン酸ナトリウム（用途名併記）**【合成・天然】**合成**【毒性】**毒性は認められていない

【解説】漢方薬として使われている甘草(かんぞう)に含まれるグリチルリチン酸にNa（ナトリウム）を結合させたもの。グリチルリチン酸は、肝炎の治療薬として使われている。

　急性毒性はほとんどないといっていい。発がん性や慢性毒性も確認されていない。

クルクミン → *ウコン色素*

グルコサミン

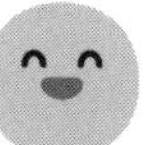

危険度 **1**

【用途】増粘安定剤**【主な使用食品】**全般**【表示名】**グルコサミン（用途名併記）**【合成・天然】**天然**【毒性】**毒性はほとんどないと考えられる

【解説】カニやエビの甲殻から抽出したキチンを塩酸で分解したもの。

　その由来から、毒性はほとんどないと考えられる。ちなみに、グルコサミンは健康食品として売られている。ただし、一般に健康食品は、効果が医学的に確認されたものではないので、注意。

グルコノデルタラクトン → *豆腐用凝固剤*

グレープフルーツ種子 → *グレープフルーツ種子抽出物*

グレープフルーツ種子抽出物

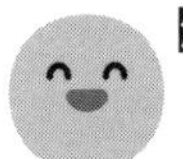

危険度 1

【用途】製造用剤**【主な使用食品】**全般**【表示名】**グレープフルーツ種子抽出物、グレープフルーツ種子**【合成・天然】**天然**【毒性】**毒性はほとんどないと考えられる

【解説】グレープフルーツの種子より、水またはエチルアルコールで抽出してえられたもので、主成分は、脂肪酸とフラボノイド。

その由来から、毒性はほとんどないと考えられる。

クローブ抽出物

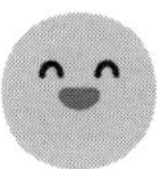

危険度 1

【用途】酸化防止剤**【主な使用食品】**全般**【表示名】**クローブ抽出物、チョウジ油（用途名併記）**【合成・天然】**天然**【毒性】**毒性はほとんどないと考えられる

【解説】フトモモ科チョウジのつぼみ、葉または花より、エチルアルコールまたはアセトンで抽出してえられたもの、あるいは水蒸気蒸留によりえられたもの。香辛料のクローブは、チョウジのつぼみを乾燥させたもの。

その由来から、毒性はほとんどないと考えられる。

クロシン → *クチナシ黄色素*

クロロフィリン

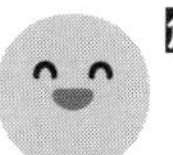

危険度 **1**

【用途】 着色料（緑色に着色する）**【主な使用食品】** 冷菓、めん類、ガム、粉わさび、もち菓子など **【表示名】** クロロフィリン、葉緑素（用途名併記）**【合成・天然】** 天然 **【毒性】** 毒性はほとんどないと考えられる

【解説】 クロロフィルをアルカリ性エチルアルコールで分解し、希塩酸で中和した後、エチルアルコールで抽出してえられる。

安全性については、次項のクロロフィルを参照のこと。

クロロフィル

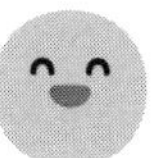

危険度 **1**

【用途】 着色料（緑色に着色する）**【主な使用食品】** 冷菓、めん類、ガム、粉わさび、もち菓子など **【表示名】** クロロフィル、葉緑素（用途名併記）**【合成・天然】** 天然 **【毒性】** 毒性はほとんどないと考えられる

【解説】 ホウレンソウ、カブ、ダイコン、クロレラ、スピルリナなどより、エチルアルコール、メチルアルコール、アセトンなどで抽出してえられたもの。

クロロフィルは、化学物質の変異原性を弱める働きがあるとの報告がある。

その由来から、毒性はほとんどないと考えられる。

くん液

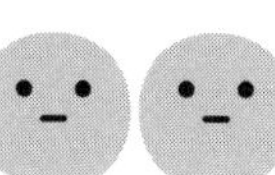

危険度 **2**

【用途】製造用剤【主な使用食品】ハム、ベーコン、ウインナーソーセージなど【表示名】くん液【合成・天然】天然【毒性】安全性の確認が不十分

【解説】サトウキビ、竹材、トウモロコシまたは木材を燃焼させ、その際発生したガス成分を捕集し、または乾留してえられたもの。

昔から、ハムやベーコンを製造する際にくん煙が行われているが、くん液については、まだ安全性の確認が不十分といえよう。

ケイソウ土(ど)

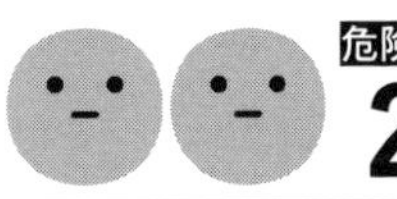

危険度 2

【用途】製造用剤【主な使用食品】全般【表示名】ケイソウ土【合成・天然】天然【毒性】安全性の確認が不十分

【解説】鉱床より採掘したケイソウ土（珪藻土）を粉砕・乾燥して、800〜1200℃で焼成、または少量の炭酸アルカリ塩を加えて800〜1200℃で焼成したもの。

安全性の確認が、まだ十分行われていない。

結晶セルロース → *微結晶セルロース*

高級脂肪酸

危険度 1

【用途】製造用剤【主な使用食品】全般【表示名】高級脂肪酸、脂肪酸【合成・天然】天然【毒性】毒性はほとんどないと考えられる

【解説】動植物性油脂または動植物性硬化油脂より、分解したものよりえられたもの。

その由来から、毒性はほとんどないと考えられる。

香辛料 → *香辛料抽出物*

香辛料抽出物

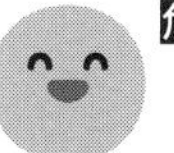
危険度 1

【用途】 風味や辛味をつける **【主な使用食品】** 全般 **【表示名】** 香辛料抽出物、香辛料、スパイス、スパイス抽出物 **【合成・天然】** 天然 **【毒性】** 毒性はほとんどないと考えられる

【解説】 昔から利用されているコショウやニンニクなどの香辛料から、二酸化炭素または有機溶剤で抽出してえられたもの、あるいは水蒸気蒸留によってえられたもの。

その由来から、毒性はほとんどないと考えられる。ただし、「香辛料」という表示が多いため、本来の香辛料と見分けがつかない。

酵素

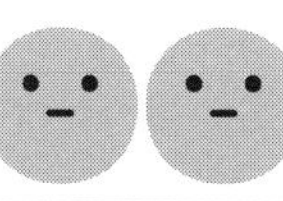
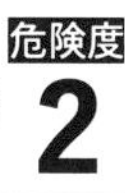
危険度 2

【用途】 一括名（用途は、食品成分の分解、酸化、合成など）**【主な使用食品】** 全般 **【表示名】** 酵素 **【合成・天然】** 天然 **【毒性】** 添加物によって違いがある

【解説】 酵素とは、特定の働きをもつタンパク質のこと。カビや細菌の培養液から抽出したものがほとんど。食品の成分を分解、酸化、合成するなどの働きをもつ酵素が使われている。

全部で70品目ほどあるが、どれをいくつ使っても、「酵素」という表示しかなされない。

安全性については、まだ確認が十分に行われていないものが少なくない。酵素は、天然添加物のみで、次のとおり。

アガラーゼ／アクチニジン／アシラーゼ／アスコルビン酸オキシダーゼ／アミノペプチターゼ／アルギン酸リアーゼ／α－アセトラクタートデカルボキシラーゼ／α－アミラーゼ／α－ガラクトシダーゼ／α－グルコシダーゼ／α－グルコシルトランスフェラーゼ／アントシアナーゼ／イソアミラーゼ／イソマルトデキストラナーゼ／イヌリナーゼ／インベルターゼ／ウレアーゼ／エキソマルトテトラオヒドロラーゼ／エステラーゼ／カタラーゼ／カルボキシペプチダーゼ／キシラナーゼ／キトサナーゼ／グルカナーゼ／グルコアミラーゼ／グルコースイソメラーゼ／グルコースオキシダーゼ／グルタミナーゼ／5'－デアミナーゼ／酸性ホスファターゼ／シクロデキストリングルカノトランスフェラーゼ／セルラーゼ／タンナーゼ／デキストラナーゼ／トランスグルコシダーゼ／トランスグルタミナーゼ／トリプシン／トレハロースホスホリラーゼ／ナリンジナーゼ／パーオキシダーゼ／パパイン／パンクレアチン／フィシン／フィターゼ／フルクトシルトランスフェラーゼ／プルラナーゼ／プロテアーゼ／プロメライン／β－アミラーゼ／β－ガラクトシダーゼ／β－グルコシダーゼ／ペクチナーゼ／ヘスペリジナーゼ／ペプシン／ペプチターゼ／ヘミセルラーゼ／ホスホジエステラーゼ／ホスホリパーゼ／ポリフェノールオキシダーゼ／マルトースホスホリラーゼ／マルトトリオヒドロラーゼ／ラクトパーオキシダーゼ／リゾチーム／リパーゼ／リポキシゲナーゼ／レンネット

酵素処理イソクエルシトリン

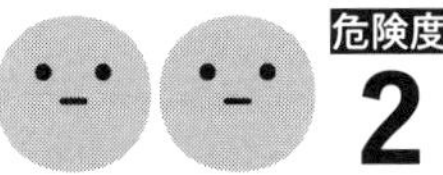

【用途】酸化防止剤**【主な使用食品】**全般**【表示名】**酵素処理イソクエルシトリン、酵素処理ルチン（用途名併記）**【合成・天然】**天然
【毒性】糖尿病との関係が疑われる
【解説】ルチン酵素分解物とデンプン、またはデキストリン（ブドウ糖がいくつも結合したもの）の混合物に、加熱した酵素を用いてグルコース（ブドウ糖）を付加してえられたもの。

ラットに、酵素処理イソクエルシトリンを含むえさを食べさせたところ、尿検査で、糖尿病の際に過剰に生成されるケトン体が高い値を示した。

酵素処理ステビア → *α（アルファ）－グルコシルトランスフェラーゼ処理ステビア*

酵素処理ルチン

【用途】酸化防止剤**【主な使用食品】**全般**【表示名】**酵素処理ルチン（用途名併記）**【合成・天然】**天然**【毒性】**毒性はほとんどないと考えられる
【解説】そばなどに含まれるルチン（抽出物）とデンプンまたはデキストリンの混合物に、酵素を用いてグルコース（ブドウ糖）を付加させてえたもの。

その由来から、毒性はほとんどないと考えられる。

あ こ さ た な は ま や ら わ

酵素分解カンゾウ

危険度 **1**

【用途】 甘味料 **【主な使用食品】** 全般 **【表示名】** カンゾウ、酵素分解カンゾウ（用途名併記）**【合成・天然】** 天然 **【毒性】** 毒性はほとんどないと考えられる

【解説】 漢方薬に使われている甘草（かんぞう）からの抽出物を、酵素で分解してえられる。

　その由来から、毒性はほとんどないと考えられる。

酵素分解リンゴ抽出物

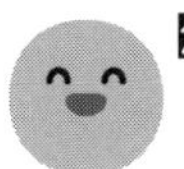

危険度 **1**

【用途】 酸化防止剤 **【主な使用食品】** 全般 **【表示名】** 酵素分解リンゴ抽出物、リンゴエキス（用途名併記）**【合成・天然】** 天然 **【毒性】** 毒性はほとんどない考えられる

【解説】 リンゴの果実を搾汁し、パルプを分離した後、えられた上澄み液を酵素処理し、精製してえられる。

　その由来から、毒性はほとんどないと考えられる。

光沢剤（こうたくざい）

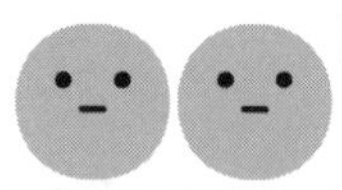

危険度 **2**

【用途】 一括名（用途は、光沢を出したり、保湿や被膜のため）**【主な使用食品】** 果汁グミ、サプリメント、キャンディ、かんきつ類など **【表示名】** 光沢剤 **【合成・天然】** 天然 **【毒性】** 添加物によって違いがある

【解説】 植物や動物からとれる油状の物質の「ロウ」がほとんど。

ロウは、ろうそくの原料などにも使われている。光沢を出すことができるため、グミやサプリメントの錠剤などの表面に塗られている。光沢剤は天然添加物のみで、次のとおり。

ウルシロウ／カルナウバロウ／カンデリラロウ／コメヌカロウ／サトウキビロウ／シェラック／シェラックロウ／パラフィンワックス／マイクロクリスタリンワックス／ミツロウ／モクロウ／ラノリン

ウルシロウは、ウルシの実から抽出したもの。ラットを使った実験では、毒性は認められていない。ただし、ウルシにアレルギーがある人は、注意が必要だろう。

しかし、どれがいくつ使われても、「光沢剤」としか表示されないので、消費者には何が使われているのかわからない。

酵母細胞壁

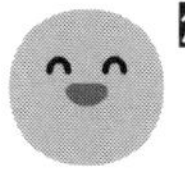

危険度 **1**

【用途】増粘安定剤**【主な使用食品】**全般**【表示名】**酵母細胞壁、酵母細胞膜（用途名併記)。ただし、ほかの天然の増粘安定剤（増粘多糖類）と一緒に使われると、「増粘多糖類」という表示でよい

【合成・天然】天然**【毒性】**毒性はほとんどないと考えられる

【解説】酵母を自己消化させて分離した細胞壁、またはこれを脱色したもの。主成分は、多糖類。

その由来から、毒性はほとんどないと考えられる。

酵母細胞膜 → *酵母細胞壁*

コウリャン色素

危険度 1

【用途】着色料（赤褐色に着色する）**【主な使用食品】**全般**【表示名】**コウリャン色素、キビ色素、フラボノイド色素**【合成・天然】**天然
【毒性】毒性はほとんどないと考えられる
【解説】イネ科コウリャンの実または殻より、加熱したエチルアルコールまたは酸性エチルアルコールで抽出してえられたもの、あるいはアルカリ性水溶液で抽出し、中和してえられたもの。コーリャンは、もろこしともいい、食用として利用されている。

動物実験では、毒性は認められていない。その由来からも、毒性はほとんどないと考えられる。

香料

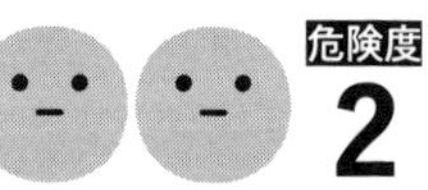

危険度 2

【用途】一括名（用途は、独特の香りをつける）**【主な使用食品】**ガム、アイスクリーム、グミ、清涼飲料水、乳酸菌飲料、果汁飲料、シリアル、あめ・キャンディ、フルーツヨーグルトなど**【表示名】**香料**【合成・天然】**合成・天然**【毒性】**添加物によって違いがある
【解説】香料は、合成ものが約160品目あり、天然ものは、なんと約600品目もある。これらを何品目、あるいは何十品目と組み合わせ、イチゴやパイナップルの香りなど、特定の香りを作り出す。その組み合わせは企業秘密になっていて、香料を使用する食品メーカーさえ知らないケースも珍しくない。

香料の中には、危険性の高いものもあるが、添加量がふつう0.01％以下と少ないことから問題にされることが少なく、「一括名表示」が認められている。

香料は、次のとおり。

●合成系

アセトアルデヒド／アセト酢酸エチル／アセトフェノン／アニスアルデヒド／アミルアルコール／α－アミルシンナムアルデヒド／アントラニル酸メチル／アンモニウムイソバレレート／イオノン／イソアミルアルコール／イソオイゲノール／イソ吉草酸イソアミル／イソ吉草酸エチル／イソキノリン／イソチオシアネート類／イソチオシアン酸アリル／イソバレルアルデヒド／イソブタノール／イソブチルアミン／イソブチルアルデヒド／イソプロパノール／イソプロピルアミン／イソペンチルアミン／１，８－シオネール／１－ペリルアルデヒド／１－ペンテン－３－オール／１－メチルナフタレン／インドール及びその誘導体／エーテル類／エステル類／エチルバニリン／Ｎ－メチルアントラニル酸メチル／ℓ－メントール／オイゲノール／オクタナール／オクタン酸／オクタン酸エチル／γ－ウンデカラクトン／γ－ノナラクトン／ギ酸イソアミル／ギ酸ゲラニル／ギ酸シトロネリル／クエン酸三エチル／ケイ皮酸／ケイ皮酸エチル／ケイ皮酸メチル／ケトン類／ゲラニオール／５－エチル－２－メチルピリジン／５－メチル－６，７－ジヒドロ－５Ｈ－シクロペンタピラジン／５－メチルキノキサリン／５，６，７，８－テトラヒドロキノキサリン／酢酸イソアミル／酢酸エチル／酢酸ℓ－メンチル／酢酸ゲラニル／酢酸シクロヘキシル／酢酸シトロネリル／酢酸シンナミル／酢酸テルピニル／酢酸フェネチル／酢酸ブチル／酢酸ベンジル／酢酸リナリル／サリチル酸メチル／（３－アミノ－３－カルボキシプロピル）ジメチルスルホニウム塩化物／３－エチルピリジン／３－メチル－２－ブタノール／３－メチル－２－ブテナール／３－メチル－２－ブテノール／シクロヘキシルプロピオン酸アリル

／シトラール／シトロネラール／シトロネロール／脂肪酸類／脂肪族高級アルコール類／脂肪族高級アルデヒド類／脂肪族高級炭化水素類／シンナミルアルコール／シンナムアルデヒド／sec（セカンダリー）－ブチルアミン／チオエーテル類／チオール類／dl－メントール／d－ボルネオール／デカナール／デカノール／デカン酸エチル／テルピネオール／テルペン系炭化水素類／trans（トランス）－２－ペンテナール／trans－２－メチル－２－ブテナール／トリメチルアミン／２－エチルピラジン／２－エチル－３－メチルピラジン／２－エチル－３，５－ジメチルピラジン及び２－エチル－３，６－ジメチルピラジンの混合物／２－エチル－５－メチルピラジン／２－エチル－６－メチルピラジン／２，５－ジメチルピラジン／２，３，５－トリメチルピラジン／２，３，５，６－テトラメチルピラジン／２，３－ジエチル－５－メチルピラジン／２，３－ジエチルピラジン／２，３－ジメチルピラジン／２－（３－フェニルプロピル）ピリジン／２－ペンタノール／２－メチルピラジン／２－メチルブタノール／２－メチルブチルアミン／２－メチルブチルアルデヒド／２，６－ジメチルピラジン／２，６－ジメチルピリジン／バニリン／パラメチルアセトフェノン／バレルアルデヒド／ヒドロキシシトロネラール／ヒドロキシシトロネラールジメチルアセタール／ピペリジン／ピペロナール／ピラジン／ピロール／ピロリジン／フェニル酢酸イソアミル／フェニル酢酸イソブチル／フェニル酢酸エチル／フェネチルアミン／フェノールエーテル類／フェノール類／ブタノール／ブチルアミン／ブチルアルデヒド／フルフラール及びその誘導体／プロパノール／プロピオンアルデヒド／プロピオン酸／プロピオン酸イソアミル／プロピオン酸エチル／プロピオン酸ベンジル／プロピルアミン／ヘキサン酸／ヘキサン酸アリル／ヘキサン酸エチル／ヘキシルアミン／ヘプタン酸エチル／ベンジルアルコール／ベンズアルデヒド／ペンチルアミン／芳香族アルコール類／芳香族アルデヒド類／マルトール／メチルβ（ベータ）－ナフチルケトン／酪酸／酪酸イソアミル／酪酸エチル／酪酸シクロヘキシル／酪酸ブチル／ラクトン類／リナロール／6－メチルキノリン

以上の品目の中には、毒性の強いものがいくつかある。イソチオシアン酸アリルは、急性毒性が強く、慢性毒性も強い。サリチル酸メチルの場合、ラットにそれを含むえさを食べさせた実験で、49週ですべてが死亡した。プロピオン酸は、保存料としても使われている。ベンズアルデヒドの場合、マウスへの投与実験で、前胃の腫瘍発生率の増加が見られた。

これらを摂取するのは避けたいところだが、一括名の「香料」としか表示されないので、消費者には何が使われているのかわからない。メーカーは、香料を安易に使いすぎる傾向にあるので、改めるべきである。

なお、天然系の香料は、植物からえられたものが多いが、安全性の疑わしいものもある。たとえば、「コカ（COCA）」。これは、コカインの原料となる植物だ。

なお、天然系の香料については、約600品目もあり、本書にすべて掲載することはできないので、関心のある方は、厚生労働省のホームページを参照していただきたい。「厚生労働省」→「健康・医療」→「食品」→「食品添加物」→「添加物のリスト等」→「天然香料基原物質リスト」の順で検索していくと、リストを開くことができる。

ココア色素 → *カカオ色素*

あ
こ
さ
た
な
は
ま
や
ら
わ

5'－リボヌクレオタイドNa（ナトリウム）

ゴダッシュ

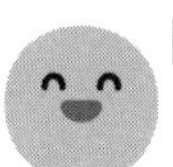

危険度 1

【用途】調味料【主な使用食品】化学調味料など【表示名】5'－リボヌクレオタイドNa、5'－リボヌクレオタイドナトリウム、または一括名【合成・天然】合成【毒性】毒性はほとんどないと考えられる

【解説】5'－リボヌクレオタイドNaは、調味料の5'－イノシン酸二ナトリウム（かつおぶしのうま味成分）と5'－グアニル酸二ナトリウムの混合物。または、それらに5'－シチジル酸二ナトリウムと5'－ウリジル酸二ナトリウムを加えたもの。

5'－リボヌクレオタイドNaについては、さまざまな動物実験が行われているが、毒性は認められていない。ただし、ナトリウムをとることになるので、その点を頭に入れておくべきだろう。

コチニール→*コチニール色素*

コチニール色素

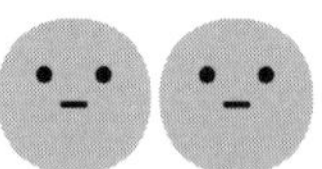

危険度 2

【用途】着色料（だいだい色または赤紫色に着色する）【主な使用食品】サプリ飲料、ジャム、キャンディ、ゼリー、あめ、冷菓、トマト加工品など【表示名】コチニール色素、コチニール、カルミン酸色素、カルミン酸（用途名併記）【合成・天然】天然【毒性】中性脂肪やコレステロールを増やす可能性がある

【解説】コチニール色素は、南米に生息するカイガラムシ科のエンジ虫を乾燥させて、お湯または温めたエチルアルコールで抽出し

てえたもの。カルミン酸、カルミン酸色素ともいう。

コチニール色素を含むえさをラットに13週間食べさせた実験では、中性脂肪やコレステロールが増えた。また、突然変異性がある。これは、細胞のがん化と関係がある。

骨(こつ) Ca(カルシウム)

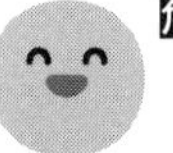

危険度 1

【用途】 栄養強化剤、製造用剤 **【主な使用食品】** 全般 **【表示名】** 骨 Ca、骨カルシウム、骨焼成カルシウム **【合成・天然】** 天然 **【毒性】** 毒性はほとんどないと考えられる

【解説】 獣骨または魚骨を焼成してえられたもので、主成分は、リン酸カルシウム。

その由来から、毒性はほとんどないと考えられる。

獣骨や魚骨を焼成せずに、殺菌、乾燥し、粉末にしてえられた骨末焼成カルシウムも、「骨 Ca」と表示される。主成分は同じくリン酸カルシウムであり、毒性はほとんどないと考えられる。

骨(こつ)焼成カルシウム → *骨(こつ)Ca(カルシウム)*

骨炭(こつたん)

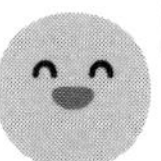

危険度 1

【用途】 製造用剤 **【主な使用食品】** 全般 **【表示名】** 骨炭 **【合成・天然】** 天然 **【毒性】** 毒性はほとんどないと考えられる

【解説】 牛などの骨を炭化し、粉砕してえられたもので、主成分は炭素。

その由来から、毒性はほとんどないと考えられる。

骨炭（こったん）色素

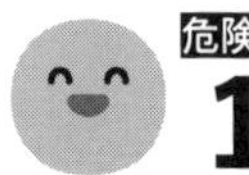
危険度 1

【用途】着色料（黒く着色する）**【主な使用食品】**全般**【表示名】**骨炭色素、炭末色素**【合成・天然】**天然**【毒性】**毒性はほとんどないと考えられる

【解説】牛の骨を炭化し、粉砕してえられたもの。主成分は、リン酸カルシウムと炭末。

その由来から、毒性はほとんどないと考えられる。

ゴマ油抽出物 → *ゴマ油不けん化物*

ゴマ油不けん化物

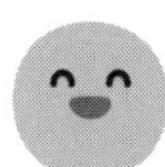
危険度 1

【用途】酸化防止剤**【主な使用食品】**全般**【表示名】**ゴマ油抽出物（用途名併記）**【合成・天然】**天然**【毒性】**毒性はほとんどないと考えられる

【解説】ゴマの種子、または種子の搾油かすよりエチルアルコールで抽出してえられたもの。

その由来から、毒性はほとんどないと考えられる。

ゴマ柄（がら）灰抽出物

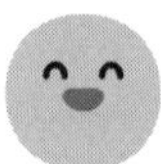
危険度 1

【用途】製造用剤**【主な使用食品】**全般**【表示名】**ゴマ柄灰抽出物
【合成・天然】天然**【毒性】**毒性はほとんどないと考えられる
【解説】ゴマの茎、または葉を灰化し、水で抽出し、上澄み液をろ過してえられたもの。
　その由来から、毒性はほとんどないと考えられる。

コメヌカ酵素分解物

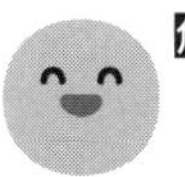

危険度 1

【用途】酸化防止剤**【主な使用食品】**全般**【表示名】**コメヌカ酵素分解物（用途名併記）**【合成・天然】**天然**【毒性】**毒性はほとんどないと考えられる
【解説】脱脂米ぬかを酵素で分解したものより、水で抽出してえられたもの。
　ラットを使った実験では、毒性は認められていない。突然変異性はなく、染色体異常も起こさない。マウス小核試験は、陰性。
　その由来からも、毒性はほとんどないと考えられる。

コメヌカ油（ゆ）抽出物

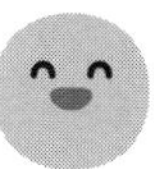

危険度 1

【用途】酸化防止剤**【主な使用食品】**全般**【表示名】**コメヌカ油抽出物（用途名併記）**【合成・天然】**天然**【毒性】**毒性はほとんどないと考えられる
【解説】米ぬか油より、エチルアルコールで抽出してえられたもの。
　その由来から、毒性はほとんどないと考えられる。

あ
こ
さ
た
な
は
ま
や
ら
わ

糊料（こりょう）→*増粘剤（糊料）・増粘安定剤*

コンドロイチン硫酸Na（ナトリウム）

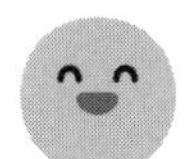
危険度 1

【用途】製造用剤【主な使用食品】魚肉ソーセージ、マヨネーズ、ドレッシング【表示名】コンドロイチン硫酸Na、コンドロイチン硫酸ナトリウム【合成・天然】合成【毒性】毒性は認められていない
【解説】コンドロイチン硫酸は、軟骨、骨、腱、血管、粘液などに含まれている。サメや豚の軟骨などから抽出したコンドロイチン硫酸とNa（ナトリウム）を結合させたものが、コンドロイチン硫酸Na。

動物実験では、毒性は認められていない。

サイリウム → *サイリウムシードガム*

サイリウムシードガム

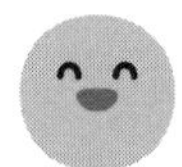
危険度 1

【用途】増粘安定剤【主な使用食品】全般【表示名】サイリウム、サイリウムシードガム、サイリウムハスク（用途名併記）。ただし、ほかの天然の増粘安定剤（増粘多糖類）と一緒に使われると、「増粘多糖類」という表示でよい【合成・天然】天然【毒性】毒性はほとんどないと考えられる
【解説】オオバコ科ブロンドサイリウムの種子の外皮を粉砕してえられたもの。またはこれを加熱した水で抽出してえられたもの。主成分は、多糖類。

アメリカやドイツ、フランスなどでは、ブロンドサイリウムの種子や外皮は、便秘の改善、整腸、利尿などの薬として利用されていて、安全性は高いとされる。

その由来から、毒性はほとんどないと考えられる。

サイリウムハスク→*サイリウムシードガム*

酢酸デンプン→*加工デンプン*

酢酸 Na（ナトリウム）

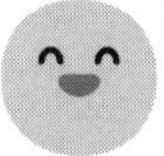

危険度 1

【用途】酸味料、pH（ペーハー）調整剤（pH を調整し、保存性を高める）、製造用剤**【主な使用食品】**コンビニおにぎり、コンビニ弁当、漬け物類、ケチャップ、ソース、マヨネーズなど**【表示名】**酢酸 Na、酢酸ナトリウム、または一括名の酸味料か、pH 調整剤**【合成・天然】**合成**【毒性】**毒性はほとんどない

【解説】酢に含まれる酢酸に、Na（ナトリウム）を結合させたものが、酢酸 Na。

安全性に問題はない。ただ、ナトリウムをとることになるので、高血圧の人は、そのことを頭に入れておいたほうがよいだろう。

サッカリン

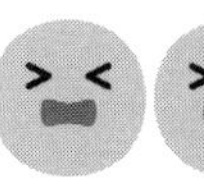

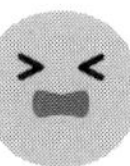

危険度 3

【用途】甘味料**【主な使用食品】**チューインガム**【表示名】**サッカリン（用途名併記）**【合成・天然】**合成**【毒性】**発がん性の疑いがある

【解説】毒性は、後項のサッカリンNa（ナトリウム）とほぼ同じと考えられている。

サッカリンCa（カルシウム）

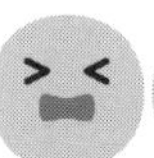
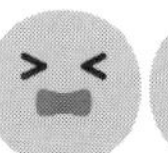
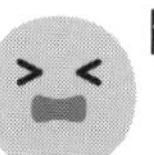

危険度 3

【用途】甘味料【主な使用食品】ダイエット甘味料、酢ダコ、ショウガ酢漬け（寿司のガリ）など【表示名】サッカリンCa、サッカリンカルシウム（用途名併記）【合成・天然】合成【毒性】発がん性の疑いがある

【解説】化学構造は、次項のサッカリンNa（ナトリウム）とほぼ同じであり、毒性もサッカリンNaとほぼ同じと考えられる。

サッカリンNa（ナトリウム）

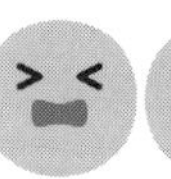
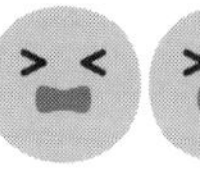
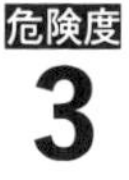

危険度 3

【用途】甘味料【主な使用食品】ダイエット甘味料、酢ダコ、ショウガ酢漬け（寿司のガリ）など【表示名】サッカリンNa、サッカリンナトリウム（用途名併記）【合成・天然】合成【毒性】発がん性の疑いが強い

【解説】1970年代前半に、アメリカからサッカリンNaに発がん性があるという情報が入ってきた。ラットを使った実験で、子宮や膀胱にがんが発生したのだ。しかし、実験に使われたサッカリンNaには不純物が含まれていて、それががんを発生させたという説が有力になり、サッカリンNaの使用は禁止されなかった。

その後、カナダでも動物実験が行われ、ラットの2代目のオスに膀胱がんが発生した。一方で、サルを使った長期の実験では、がんの発生は見られなかった。しかし、サッカリンNaは、その化学構造からも発がん性の疑いは強いといえる。こうした化学物質は、使うべきではないだろう。

なお、サッカリンNaは、多くの歯磨き剤にも使われている。

サバクヨモギシードガム

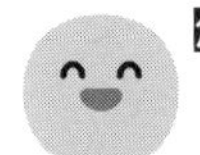

危険度 1

【用途】増粘安定剤、製造用剤**【主な使用食品】**全般**【表示名】**サバクヨモギシードガム、アルテミシアシードガム（用途名併記）。ただし、ほかの天然の増粘安定剤（増粘多糖類）と一緒に使われると、「増粘多糖類」という表示でよい。製造用剤として使った場合は、物質名のみ**【合成・天然】**天然**【毒性】**毒性は認められていない

【解説】キク科サバクヨモギの種子の外皮を、脱脂、乾燥してえられたもの。主成分は、α（アルファ）－セルロースを骨格にもつ多糖類。

ラットを使った実験では、毒性は認められていない。突然変異性はなく、染色体異常も起こさない。マウス小核試験は、陰性。

酸化チタン → *二酸化チタン*

酸化鉄 → *三二（さんに）酸化鉄*

酸化デンプン → *加工デンプン*

酸化防止剤

【解説】酸化防止剤は、用途名。食品が酸化して味や色、香りなどが悪くなるのを防ぐ。個々の添加物によって毒性は違う。使用し

た添加物の名称に「酸化防止剤」と併記される。合成・天然の酸化防止剤は、次のとおり。

●合成系

亜硫酸ナトリウム／エチレンジアミン四（し）酢酸カルシウム二ナトリウム／エチレンジアミン四酢酸二ナトリウム／エリソルビン酸／エリソルビン酸ナトリウム／L－アスコルビン酸／L－アスコルビン酸ステアリン酸エステル／L－アスコルビン酸ナトリウム／L－アスコルビン酸パルミチン酸エステル／クエン酸イソプロピル／次亜硫酸ナトリウム／ジブチルヒドロキシトルエン（BHT）／DL－α（アルファ）－トコフェロール／二酸化硫黄／ピロ亜硫酸カリウム／ピロ亜硫酸ナトリウム／ブチルヒドロキシアニソール（BHA）／没食子酸（ぼっしょくしさん）プロピル

●天然系

カテキン／カンゾウ油性抽出物／γ（ガンマ）－オリザノール／グアヤク脂／クエルセチン／クローブ抽出物／酵素処理イソクエルシトリン／酵素処理ルチン／酵素分解リンゴ抽出物／ゴマ油不けん化物／コメヌカ油抽出物／コメヌカ酵素分解物／精油除去ウイキョウ抽出物／セイヨウワサビ抽出物／セージ抽出物／単糖・アミノ酸複合物／チャ抽出物／d－α（アルファ）－トコフェロール／d－γ－トコフェロール／d－δ（デルタ）－トコフェロール／トコトリエノール／生コーヒー豆抽出物／ヒマワリ種子抽出物／フェルラ酸／ブドウ種子抽出物／プロポリス抽出物／ヘゴ・イチョウ抽出物／没食子酸／ミックストコフェロール／メラロイカ精油／ヤマモモ抽出物／ルチン／ルチン酵素分解物

酸化Mg（マグネシウム）

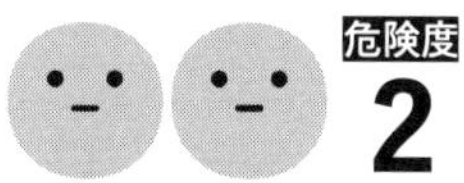

【用途】製造用剤（吸着剤として使われる）**【主な使用食品】**全般**【表示名】**酸化Mg、酸化マグネシウム**【合成・天然】**合成**【毒性】**安全性の確認が不十分

【解説】苦土（くど）ともいい、自然界の鉱石中に含まれているが、化学的な合成法でも生産されている。

酸化Mgをえさに混ぜて、ラットに13週間食べさせた実験で、体重減少と軟便が観察された。

安全性の確認が、まだ十分行われていない。

酸性白土（はくど）

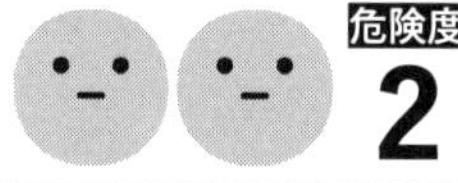

【用途】製造用剤**【主な使用食品】**全般**【表示名】**酸性白土**【合成・天然】**天然**【毒性】**安全性の確認が不十分

【解説】モンモリロナイト系粘土鉱物を、精製してえられたもの。

安全性の確認が、まだ十分行われていない。

サンダルウッド → *シタン色素*

サンダルウッド色素 → *シタン色素*

三二（さんに）酸化鉄

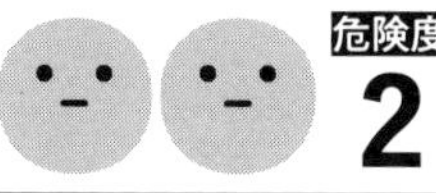

【用途】着色料（赤く着色する）**【主な使用食品】**バナナ、コンニャ

ク【表示名】三二酸化鉄、酸化鉄（用途名併記）【合成・天然】合成【毒性】安全性の確認が不十分

【解説】三二酸化鉄は、天然顔料のベンガラ（赤鉄鉱）を化学的に合成したもの。使用は限定的で、バナナの柄を保存料で処理した際の目印として、また滋賀県特産の「赤コンニャク」のみに使われる。

実験データがほとんど見当たらず、安全性の確認が不十分。

酸味料

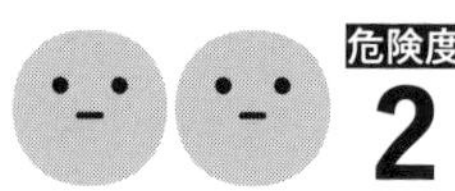

【用途】一括名（用途は、酸味をつける、保存性を高める）【主な使用食品】全般【表示名】酸味料【合成・天然】合成・天然【毒性】添加物によって違いがある

【解説】クエン酸、乳酸、リンゴ酸、氷酢酸などがよく使われているが、一括名の「酸味料」としか表示されないので、消費者には何が使われているのかわからない。また、何品目使われていても、「酸味料」という表示しかされない。コンビニ弁当の場合、一つの弁当に10品目程度の酸味料が使われることがある。

酸味料の多くは、もともと食品に含まれる“酸”である。それを化学的に合成して、添加物として使っている。その意味では、毒性はそれほどないが、化学合成された純粋なものを一度に大量にとった場合、人間の体にどのような影響をおよぼすのか不明な部分もある。合成の酸味料は、次のとおり。

●合成系

アジピン酸／Ｌ－酒石酸／Ｌ－酒石酸ナトリウム／クエン酸／クエン酸三ナトリウム／グルコノデルタラクトン／グルコン酸／グ

ルコン酸カリウム／グルコン酸ナトリウム／コハク酸／コハク酸一ナトリウム／コハク酸二ナトリウム／酢酸ナトリウム／DL－酒石酸／DL－酒石酸ナトリウム／DL－リンゴ酸／DL－リンゴ酸ナトリウム／二酸化炭素／乳酸／乳酸ナトリウム／氷酢酸／フマル酸／フマル酸一ナトリウム／リン酸

乳酸ナトリウムのように、酸にNa（ナトリウム）を結合させたものが多いので、Naの体への影響が気になるところ。日本人は、Naを含む食塩をとりすぎる傾向があり、高血圧などの原因になっているからだ。

このほか、酸味料は、天然のものが2品目ある。イタコン酸とフィチン酸。イタコン酸は、麹菌によるデンプンまたは発酵培養液から分離したもの。フィチン酸は、米ぬかまたはトウモロコシの種から抽出したものである。これら2品目は、その由来から安全性に問題はないと考えられる。

次亜塩素酸水

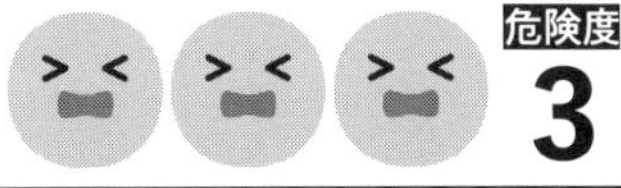

【用途】殺菌料（殺菌・消毒する）**【主な使用食品】**調理器具、器、装置など**【表示名】**表示されない（表示免除）**【合成・天然】**合成

【毒性】毒性があるため、食品に残ってはいけない

【解説】次亜塩素酸水の場合、これ自体が流通しているのではなく、生成装置が流通しているというもの。つまり、生成装置を買って、食品の製造現場で次亜塩素酸水を作り、消毒や殺菌に使っている。毒性があるため、「最終食品の完成前に除去すること」という条件がついている。次項の殺菌料の次亜塩素酸Na（ナトリウム）よりも、塩素臭が少なく、手荒れを起こしにくく、野菜などに影

響をあたえにくいとされる。
食品に残らないという理由で表示が免除されている。

次亜塩素酸Na（ナトリウム）

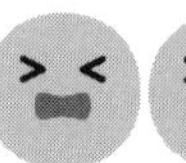
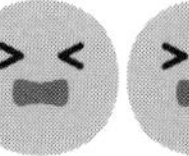
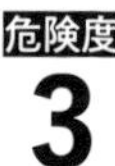

危険度 **3**

【用途】殺菌料（殺菌・消毒する）**【主な使用食品】**野菜、果実、海藻、生鮮魚介、メンマなど**【表示名】**表示されない（表示免除）**【合成・天然】**合成**【毒性】**毒性がひじょうに強い

【解説】次亜塩素酸Naは、ひじょうに急性毒性が強く、動物実験に基づいたヒト推定致死量は、わずか茶さじ１杯。まさしく毒物なのである。だから、カビや細菌を殺すことができるわけだ。

次亜塩素酸Naを含む飲料水をラットに13週間飲ませた実験では、著しく体重が減った。消化管が傷つけられて、消化・吸収がうまくできなくなったと考えられる。ほかに、次亜塩素酸Naを使っていた洗濯業者に皮膚炎が見られたという報告もある。

毒性の強い化学物質なので、原液をそのまま使うということはなく、水でうすめて使う。しかし、食品に使用しても、途中で分解したり、水で洗い流されて食品に残らないという理由で、表示免除になっている。したがって、「次亜塩素酸Na」と表示されることはない。

しかし、多少は残ってしまうようで、海藻、にぎり寿司、メンマ、生鮮魚介などに次亜塩素酸Naのにおいや味のする製品がある。

ちなみに、次亜塩素酸Naは、「カビキラー」（ジョンソン）や「ハイター」（花王）の主成分でもあり、強力な漂白作用もある。

シアナット色素

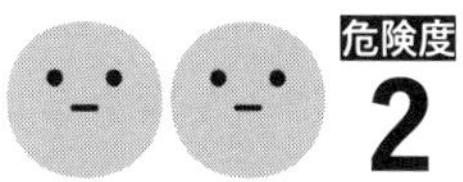

【用途】 着色料（褐色に着色する）**【主な使用食品】** 全般 **【表示名】** シアナット色素、フラボノイド色素 **【合成・天然】** 天然 **【毒性】** 安全性の確認が不十分

【解説】 アカテツ科シアノキの果実または種皮より、弱アルカリ性水溶液で抽出し、中和してえられたもの。シアノキは、西アフリカに自生する樹木で、その果実からえられた油脂（シアナッツバター）は、肌を守るクリームとして利用されている。

シアナット色素をえさに混ぜて、ラットに食べさせた実験では、血液中のカルシウムやナトリウムが減少し、また、肺の重量も減少した。突然変異性はなく、染色体異常も起こさない。マウス小核試験は、陰性。

まだ安全性は、十分に確認されていないといえる。

次亜硫酸Na（ナトリウム）

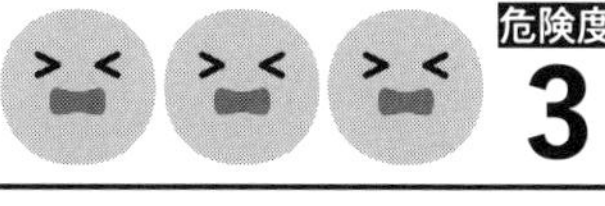

【用途】 漂白剤、酸化防止剤 **【主な使用食品】** 甘納豆、かんぴょう、煮豆、乾燥果実（干しあんずなど）、エビ、キャンデッドチェリー、コンニャク粉、ワインなど **【表示名】** 次亜硫酸Na、次亜硫酸ナトリウム（用途名併記）、亜硫酸塩（酸化防止剤としてワインに使われた場合）**【合成・天然】** 合成 **【毒性】** 成長を悪くする心配がある

【解説】 毒性については、同じ漂白剤のピロ亜硫酸Na（ナトリウム）と同程度とされる。ピロ亜硫酸Naは、ビタミンB_1欠乏を引き起こして、成長を悪くする心配がある。また、下痢を引き起こす。

ワインには、酸化防止剤として使われ、「亜硫酸塩」と表示される。

CMC→*カルボキシルメチルセルロースナトリウム*

CMC − Ca→*カルボキシルメチルセルロースカルシウム*

CMC − Na→*カルボキシルメチルセルロースナトリウム*

ジェラン → *ジェランガム*

ジェランガム

【用途】増粘安定剤**【主な使用食品】**全般**【表示名】**ジェランガム、ジェラン（用途名併記）。ただし、ほかの天然の増粘安定剤（増粘多糖類）と一緒に使われると、「増粘多糖類」という表示でよい**【合成・天然】**天然**【毒性】**毒性は認められていない

【解説】細菌のシュードモナス・エロディィアの培養液より、分離してえられたもので、主成分は多糖類。

人間に投与する実験がいくつか行われているが、毒性は認められていない。コレステロールを下げる作用が見られた。

シクロデキストリン

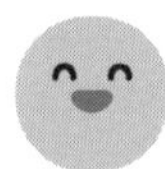

【用途】製造用剤**【主な使用食品】**全般**【表示名】**シクロデキストリン、環状オリゴ糖**【合成・天然】**天然**【毒性】**毒性はほとんどないと考えられる

【解説】デンプンを酵素処理し、環状デキストリンとしてえられた

もの。デキストリンは、グルコース（ブドウ糖）がいくつも結合したもの。

その由来から、毒性はほとんどないと考えられる。

システイン→*L－システイン塩酸塩*

システイン塩酸塩→*L－システイン塩酸塩*

シソ抽出物

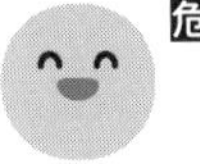

危険度 1

【用途】 製造用剤 **【主な使用食品】** 全般 **【表示名】** シソ抽出物 **【合成・天然】** 天然 **【毒性】** 毒性はほとんどないと考えられる

【解説】 シソの種子や葉より、温めたエチルアルコールで抽出してえられたもの。

その由来から、毒性はほとんどないと考えられる。

シタン色素

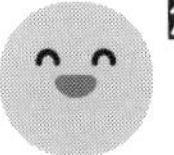

危険度 1

【用途】 着色料（赤紫色に着色する）**【主な使用食品】** 全般 **【表示名】** シタン色素、フラボノイド色素、サンダルウッド色素、サンダルウッド、フラボノイド（用途名併記）**【合成・天然】** 天然 **【毒性】** 毒性は認められていない

【解説】 マメ科シタン（紫檀）の幹・枝より、水またはプロピレングリコール、または加温エチルアルコールで抽出してえられたもの。シタンは、インドやスリランカ原産の常緑高木で、その幹・枝は紫檀材として利用されている。

シタン色素を含むえさをラットに90日間投与した実験では、毒性は認められなかった。染色体異常は起こさない。

ジフェニル

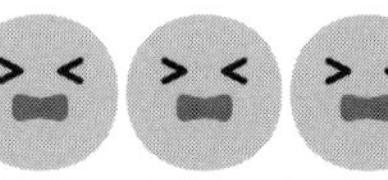

危険度
3

【用途】防カビ剤**【主な使用食品】**グレープフルーツ、オレンジ、レモン**【表示名】**ジフェニル（用途名併記）**【合成・天然】**合成**【毒性】**腎臓への影響が認められる

【解説】認可は1971年で、防カビ剤の中ではもっとも古い。

ラットにジフェニルを少量含むえさを食べさせた実験で、60週頃から血尿が出はじめて、死亡する例が多く見られた。解剖してみると、腎臓や膀胱に結石ができて、血尿を起こしていた。また、別の実験では、赤血球のヘモグロビンの値が低下して、尿細管萎縮や拡張など腎臓への悪影響が認められた。

ジブチルヒドロキシトルエン→*BHT*

脂肪酸 → *高級脂肪酸*

重曹

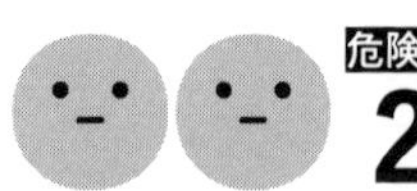

危険度
2

【用途】膨張剤**【主な使用食品】**クッキー、ビスケット、ケーキ、カステラ、ベーキングパウダーなど**【表示名】**重曹、炭酸水素Na、炭酸水素ナトリウム、または一括名の膨張剤**【合成・天然】**合成

【毒性】大量に摂取すると、胃に影響が見られる

【解説】重曹（炭酸水素ナトリウム）は、昔から膨らし粉として使

われてきた。単独で使われるほか、ほかの膨張剤と組み合わせて使われることも多く、ベーキングパウダーの主成分でもある。

イヌに3〜4週間連続して炭酸水素ナトリウムを口からあたえた実験では、総量が150gになると、嘔吐や下痢を起こして、衰弱して死亡した。

炭酸水素ナトリウムは、胃腸薬として利用されていて、ふつう1日に3〜5gを内服する。ただし、潰瘍がある場合は、胃に穴があく危険性がある。

炭酸水素ナトリウムを使用したクッキーやケーキなどを食べると、口に違和感を覚えることがある。

酒精（しゅせい）

危険度 1

【用途】製造用剤**【主な使用食品】**おにぎり、コンビニ弁当、みそ、生めんなど**【表示名】**酒精、アルコール、エタノール、エチルアルコール**【合成・天然】**一般飲食物添加物**【毒性】**安全性に問題はないと考えられる

【解説】デンプンや糖蜜などを原料にして、酵母で発酵後、蒸留してえられた発酵アルコール、すなわちエチルアルコールのことで、日本酒や焼酎、ビールなどの主成分。アルコールには、殺菌力があるため、保存性を高めるために使われている。

その由来から、安全性に問題はないと考えられる。

ショウガ抽出物

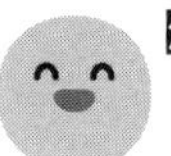

危険度 1

【用途】製造用剤**【主な使用食品】**全般**【表示名】**ショウガ抽出物、

あ か し た な は ま や ら わ

ジンジャー抽出物【合成・天然】天然【毒性】毒性はほとんどないと考えられる

【解説】ショウガの根茎より、エチルアルコール、アセトン、またはヘキサンで抽出したもの。

その由来から、毒性はほとんどないと考えられる。

硝酸K（カリウム）

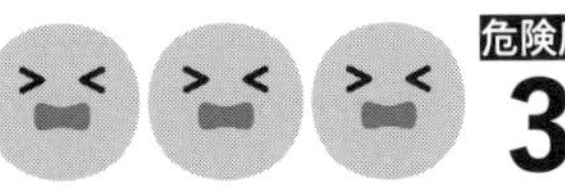

危険度 3

【用途】発色剤【主な使用食品】ハム、ウインナーソーセージ、ベーコン、サラミなど【表示名】硝酸K、硝酸カリウム（用途名併記）

【毒性】急性毒性が強い

【解説】硝酸Kは、自然界にも存在するが、急性毒性が強い。牛に硝酸Kを含む飼料を食べさせたところ、中毒を起こして死亡した。硝酸Kが、牛の胃の中で毒性の強い亜硝酸Kに変化したためと考えられる。

また、硝酸塩（硝酸Kは硝酸塩の一つ）を微量含んだ水を乳幼児が飲んで、中毒を起こしたケースが数多く報告されている。

発色剤の亜硝酸Naと一緒に使われることが多いが、今はあまり使われていない。

硝酸Na（ナトリウム）

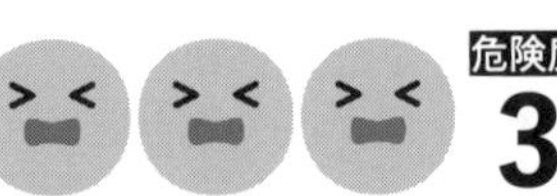

危険度 3

【用途】発色剤【主な使用食品】ハム、ウインナーソーセージ、ベーコン、サラミなど【表示名】硝酸Na、硝酸ナトリウム（用途名併記）【合成・天然】合成【毒性】急性毒性が強い

【解説】硝酸Naは、岩石に含まれ、チリ硝石ともいう。人工的に

は、炭酸Naなどにうすい硝酸を加えて作られる。

人間が、硝酸Naを一度に1g以上とると、中毒症状を起こし、8g以上とると、死亡する人が出はじめる。

食品に添加される量は制限されているので、中毒を起こすことはまずないが、こうした毒性のある鉱物を食品に混ぜることはいかがなものか。

発色剤の亜硝酸Naと一緒に使われることが多いが、今はあまり使われていない。

焼成Ca（カルシウム）

危険度 **2**

【用途】製造用剤、強化剤（カルシウムを強化する）**【主な使用食品】**全般**【表示名】**焼成Ca、焼成カルシウム**【合成・天然】**天然**【毒性】**使いすぎると、安全性に問題

【解説】ウニ殻、貝殻、造礁サンゴ、ホエイ、骨、卵殻を焼成してえられたもので、主成分は、骨とホエイを原料にしたもの以外は、酸化カルシウム。骨とホエイの場合は、リン酸カルシウム。

酸化カルシウムは、生石灰（せいせっかい）ともいい、皮膚や粘膜に付着すると、炎症を起こす。誤飲した場合、口や食道、胃がただれたり、脹（は）れたりして痛みを感じる。

したがって、過剰に使用すると安全性に問題があるといえよう。

植物炭末（たんまつ）色素

危険度 **1**

【用途】着色料（黒く着色する）**【主な使用食品】**全般**【表示名】**植物炭末色素、炭末色素**【合成・天然】**天然**【毒性】**毒性はほとんど

ないと考えられる
【解説】 植物を水蒸気で加熱して、炭化したもの。主色素は炭素。
　その由来から、毒性はほとんどないと考えられる。

植物灰抽出物 → *イナワラ灰抽出物*

植物レシチン

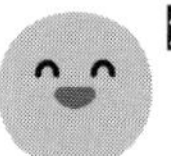
危険度 1

【用途】 乳化剤 **【主な使用食品】** チョコレート、マーガリン、パン、ビスケット、マカロニ、ショートニングなど **【表示名】** 植物レシチン、レシチン **【合成・天然】** 天然 **【毒性】** 毒性はほとんどないと考えられる
【解説】 アブラナや大豆の種子よりえられた油脂より、分離してえられたもので、主成分はレシチン。
　その由来から、毒性はほとんどないと考えられる。

ショ糖エステル → *ショ糖脂肪酸エステル*

ショ糖脂肪酸エステル

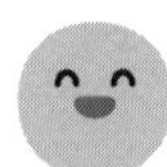
危険度 1

【用途】 乳化剤（水と油を混じりやすくする）**【主な使用食品】** アイスクリーム、パン、ケーキ、マーガリンなど **【表示名】** ショ糖エステル、ショ糖脂肪酸エステル、または一括名の乳化剤 **【合成・天然】** 合成 **【毒性】** 毒性は弱い

【解説】ショ糖（砂糖）に脂肪酸（脂肪の成分）が結合したもの。

毒性はほとんど認められないが、大量にとると、下痢を起こす心配がある。

「乳化剤」という一括名表示が認められているが、製品よっては物質名の「ショ糖脂肪酸エステル」と表示されることがある。

しらこ → *しらこたん白*

しらこたん白

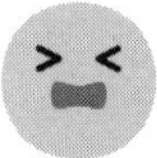
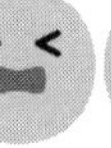
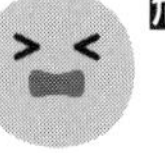
危険度 **3**

【用途】保存料**【主な使用食品】**だんご、大福、生めん類、コンビニ弁当、水産練り製品など**【表示名】**しらこたん白、しらこ、プロタミン（用途名併記）**【合成・天然】**天然**【毒性】**肝臓や血液への影響がある

【解説】しらこたん白は、アイナメやカラフトマス、ベニザケなどの精巣（しらこ）の中の核酸およびアルカリ性タンパク質を、酸性水溶液で分解して、中和してえられたもの。

天然系の保存料としてよく使われているが、ラットに、しらこたん白を含むえさを食べさせた実験では、白血球の減少、肝重量の減少、肝細胞の萎縮が、また血液中の酵素活性の低下が見られた。

シリコーン → *シリコーン樹脂*

あ
か
し
た
な
は
ま
や
ら
わ

シリコーン樹脂

【用途】製造用剤（消泡剤として使われる）**【主な使用食品】**食用油、しょうゆ、ブドウ酒、乳製品、ジャム、果物ジュースなど。アルコール製造、製糖にも使われる**【表示名】**シリコーン樹脂、シリコーン**【合成・天然】**合成**【毒性】**毒性は認められていない

【解説】いろいろな食品に消泡剤として使われているが、最終食品に残らないか、残っても成分に影響をあたえない「加工助剤」と見なされるため、表示されることは少ない。

動物実験では、毒性は認められていない。

ジンジャー抽出物 → *ショウガ抽出物*

水酸化Ca（カルシウム）

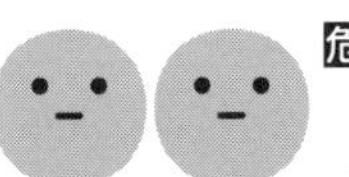

【用途】製造用剤（コンニャクを固める）**【主な使用食品】**コンニャク、しらたきなど**【表示名】**水酸化Ca、水酸化カルシウム**【合成・天然】**合成**【毒性】**粘膜への影響がある

【解説】水酸化Caは消石灰ともいう。ウサギの目に水酸化Caを点眼した実験では、強い刺激性があり、その後ほとんど回復しなかった。人間が大量に摂取した場合、灼熱感、腹痛、胃けいれん、嘔吐などを起こすとされる。

ただし、コンニャクやしらたきを食べて、こうした症状があらわれたという話は聞いたことがない。

水溶性アナトー → *ノルビキシンカリウムとノルビキシンナトリウム*
スクシノグリカン → *アグロバクテリウムスクシノグリカン*

スクラロース

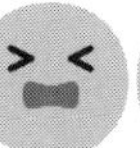
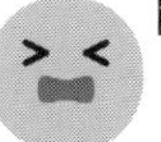
危険度 3

【用途】甘味料**【主な使用食品】**清涼飲料水、サプリ飲料、ドレッシング、デザートなど**【表示名】**スクラロース（用途名併記）**【合成・天然】**合成**【毒性】**脾臓や胸腺への影響が心配される

【解説】スクラロースは、1999年に認可された新しい添加物。砂糖の約600倍の甘味があるため、ダイエット甘味料として使われている。原料となるショ糖（砂糖）の三つの水酸基（−OH）を、塩素（Cl）に置き換えて作る。ショ糖は有機化合物であり、それに塩素が結合しているので、スクラロースは有機塩素化合物の一種ということになる。

スクラロースをラットにあたえた実験では、脾臓と胸腺のリンパ組織に萎縮が見られた。また、妊娠ウサギにあたえた実験では、胃腸障害（下痢など）とそれに伴う体重減少が見られ、死産例や流産が一部で観察された。弱い突然変異性がある。

有機塩素化合物は、自然界にはほとんど存在せず、基本的にはすべて毒性物質であり、人間の体の中でもほとんど分解されない。

ステアリル乳酸Ca → *ステアロイル乳酸Ca（カルシウム）*
ステアリル乳酸Na → *ステアロイル乳酸Na（ナトリウム）*

ステアリン酸Mg（マグネシウム）

危険度 1

【用途】製造用剤（カプセル剤および錠剤の製造に使われる）【主な使用食品】特定保健用食品、機能性表示食品など【表示名】ステアリン酸Mg、ステアリン酸マグネシウム【合成・天然】合成【毒性】毒性は認められていない

【解説】ステアリン酸マグネシウムは、不飽和脂肪酸のステアリン酸とMg（マグネシウム）を結合させたもの。

その由来から毒性は低いと考えられ、また、動物実験でも、毒性は認められていない。突然変異性はなく、染色体異常も起こさない。マウス小核試験は、陰性。

ステアロイル乳酸Ca（カルシウム）

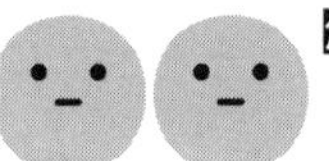

危険度 2

【用途】乳化剤【主な使用食品】パン、菓子、生菓子、めん類、マカロニ、蒸しまんじゅう、スポンジケーキ、バターケーキ、蒸しパン、ミックスパウダー【表示名】ステアロイル乳酸Ca、ステアロイル乳酸カルシウム、ステアリル乳酸Ca【合成・天然】合成【毒性】毒性の心配が多少ある

【解説】ステアロイル乳酸Caを大量にえさに混ぜて、ラットに98日間食べさせた実験で、発育に遅延が見られ、脂肪組織に脂肪肉芽腫（腫瘍ではなく、炎症の一種）が見られた。

ステアロイル乳酸Na（ナトリウム）

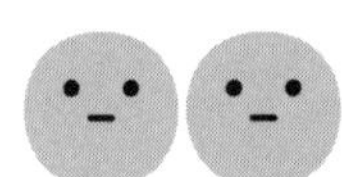

危険度 2

【用途】 乳化剤 **【主な使用食品】** パン、菓子、生菓子、めん類、マカロニ、蒸しまんじゅう、スポンジケーキ、バターケーキ、蒸しパン、ミックスパウダー **【表示名】** ステアロイル乳酸Na、ステアロイル乳酸ナトリウム、ステアリル乳酸Na **【合成・天然】** 合成 **【毒性】** 毒性の心配が多少ある

【解説】 ステアロイル乳酸Caに似た物質であり、それと同様な毒性があると考えられる。

ステビア

危険度 2

【用途】 甘味料 **【主な使用食品】** 清涼飲料水、ガム、漬け物、菓子類、アイスクリームなど **【表示名】** ステビア（用途名併記）**【合成・天然】** 天然 **【毒性】** 生殖器への影響が心配される

【解説】 ステビアは、南米原産のキク科のステビアの葉から、熱水で抽出し、精製してえられたもの。主な成分は、ステビオシドとレバウジオシド。ステビアの葉は、不妊・避妊作用があるといわれている。

1999年、EU（欧州連合）委員会は、ステビアが体内で代謝してできる物質（ステビオール）が、動物のオス精巣への悪影響があり、繁殖毒性が認められたという理由で、使用を承認できないとの結論を出した。その後、もう一度安全性について検討が行われ、同委員会は、2011年12月から、体重1kg当たり4mg以下の摂取に抑えるという条件付きで、ステビアの使用を認めた。

スパイス → *香辛料抽出物*

スパイス抽出物 → *香辛料抽出物*

スピルリナ青 → *スピルリナ色素*

スピルリナ色素

【用途】着色料（青色に着色する）**【主な使用食品】**全般**【表示名】**スピルリナ色素、スピルリナ青**【合成・天然】**天然**【毒性】**毒性はほとんどないと考えられる

【解説】スピルリナの全藻より、水で抽出してえられたもので、主色素はフィコシアニン。

スピルリナは健康食品として利用されている。動物実験では、毒性は認められていない。

その由来からも、毒性はほとんどないと考えられる。なお、一般に健康食品は医学的に効果が認められたものではないので、注意。

生石灰（せいせっかい）

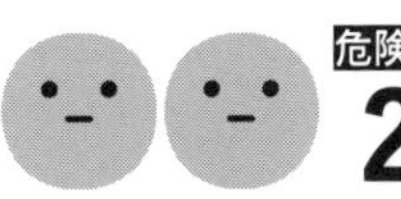

【用途】製造用剤**【主な使用食品】**全般**【表示名】**生石灰**【合成・天然】**天然**【毒性】**使いすぎると、安全性に問題

【解説】石灰石を焼成してえられたもので、主成分は、酸化カルシウム。

酸化カルシウムは水に溶けると、強いアルカリ性を示し、皮膚や粘膜を刺激する。誤飲した場合、口や食道、胃がただれたり、腫（は）れたりして痛みを感じる。

したがって、過剰に使用すると安全性に問題がある。

製造用剤

【用途】食品の成分を分解、吸着、ろ過、抽出などを行ったり、品質改良や醸造などのために使われる**【主な使用食品】**全般**【表示名】**物質名、または表示されない（表示免除）**【合成・天然】**合成・天然**【毒性】**添加物によって違いがある（各添加物の項を参照のこと）

【解説】合成添加物の製造用剤は、「最終食品の完成前に除去すること」という条件のついたものが多い。毒性が強いため、食品に残ると、害をおよぼす可能性が高いからだ。しかし、この場合、食品に残らないという理由で「加工助剤」と見なされ、表示免除となる。食品中に残っている場合は、物質名のみが表示される。

なお、製造用剤の場合、その使い方やどんな食品に使用するかについては、各企業によって違いがあり、その内容は明らかになっていない面がある。そのため本書では、各製造用剤の【主な使用食品】の項は「全般」とした。

合成添加物の製造用剤は、次のとおり。＊のあるものは、「最終食品の完成前に除去すること」という条件付きのものである。

●合成系

亜酸化窒素／アセトン＊／アンモニア／イオン交換樹脂＊／塩化マグネシウム／塩酸＊／オレイン酸ナトリウム／過酸化ベンゾイル／過硫酸アンモニウム／グリセリン／ケイ酸カルシウム／ケイ酸マグネシウム／コンドロイチン硫酸ナトリウム／酢酸ナトリウム／酸化マグネシウム／シュウ酸＊／臭素酸カリウム＊／シリコーン樹脂／水酸化カリウム＊／水酸化ナトリウム＊／ステアリン酸カルシウム／ステアリン酸マグネシウム／ステアロイル乳酸

カルシウム／炭酸ナトリウム／炭酸マグネシウム／D－マンニトール／ナタマイシン（ピマリシン）／ナトリウムメトキシド＊／二酸化塩素／二酸化ケイ素（シリカゲル）／二酸化炭素（炭酸ガス）／ヒドロキシプロピルメチルセルロース／プロピレングリコール／ポリビニルピロリドン／ポリビニルポリピロリドン＊／メチルセルロース／モルホリン脂肪酸塩／硫酸＊／硫酸アンモニウム／硫酸ナトリウム／硫酸マグネシウム／リン酸／リン酸三カリウム／リン酸三ナトリウム／リン酸水素二アンモニウム／リン酸水素二カリウム／リン酸水素二ナトリウム／リン酸二水素アンモニウム

小麦粉改良剤として使われる臭素酸カリウムは、動物実験で発がん性のあることが確認されている。

天然添加物の製造用剤もたくさんある。これらを使っても、食品に残らない場合、「加工助剤」と見なされ、表示免除となる。残っている場合は、物質名が表示される。天然添加物の製造用剤は、以下のとおり。

●天然系

アスペルギルステレウス糖たん白質／イナワラ灰抽出物／オゾン／オリゴガラクチュロン酸／オレガノ抽出物／海藻灰抽出物／カオリン／花（か）こう斑岩（はんがん）／活性炭／活性白土（はくど）／カラシ抽出物／クリストパル石（せき）／グレープフルーツ種子抽出物／くん液／ケイソウ土（ど）／高級脂肪酸／骨炭（こったん）／ゴマ柄（がら）灰抽出物／サバクヨモギシードガム／酸性白土／酸素／シクロデキストリン／シソ抽出物／ショウガ抽出物／焼成カルシウム／水素／生石灰（せいせっかい）／ゼイン／ゼオライト／セピオライト／粗製海水塩化マグネシウム／ソバ柄灰抽出物／タル

ク／タンニン／窒素／チャ乾留物／トウガラシ水性抽出物／トレハロース／ナフサ／ニッケル／パーライト／ばい煎コメヌカ抽出物／ばい煎ダイズ抽出物／白金（はっきん）／パラジウム／ヒアルロン酸／微結晶セルロース／ひる石（いし）／フィチン／ブタン／ブドウ果皮抽出物／プロパン／粉末セルロース／ヘキサン／ヘプタン／ヘリウム／ベントナイト／メバロン酸／モウソウチク乾留物／モウソウチク抽出物／木材チップ／木炭／木灰（もっかい）／木灰抽出物／ラクトフェリン濃縮物／流動パラフィン／リンターセルロース／ルテニウム

水素やプロパンなどは気体なので、食品には残らないと考えられる。ヘキサンなどの溶剤は、通常食品から除去される。

なお、タルクは、カンラン石や輝石などより、混合物を除いて微粉末化したもので、主成分はケイ酸マグネシウム。しかし、動物にタルクを吸わせた実験で、発がん性が認められているので、使用は禁止すべきだろう。

精油除去ウイキョウ抽出物

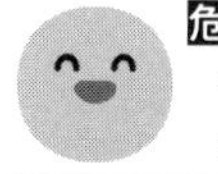

危険度 1

【用途】酸化防止剤**【主な使用食品】**全般**【表示名】**精油除去ウイキョウ抽出物、精油除去フェンネル抽出物（用途名併記）**【合成・天然】**天然**【毒性】**毒性はほとんどないと考えられる

【解説】セリ科ウイキョウの種子を水蒸気蒸留した残滓（ざんし）より、加熱した水で抽出し、濃縮してえられたもの。ウイキョウは南欧原産で、古くから栽培されており、その果実は生薬や香辛料として利用されている。

その由来から、毒性はほとんどないと考えられる。

精油除去フェンネル抽出物 → *精油除去ウイキョウ抽出物*

あ か **せ** た な は ま や ら わ

セイヨウワサビ抽出物

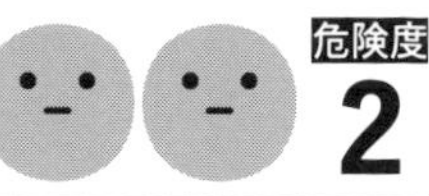

【用途】 酸化防止剤 **【主な使用食品】** 全般 **【表示名】** セイヨウワサビ抽出物、ホースラディッシュ抽出物（用途名併記）**【合成・天然】** 天然 **【毒性】** 毒性はほとんどないと考えられる

【解説】 セイヨウワサビの根を粉砕後、水蒸気蒸留で抽出してえられたもの。主成分はイソチオシアナート。イソチオシアナートについては、安全性に疑問を抱かせるデータがある（255ページワサビ抽出物の項参照）。

ゼイン

【用途】 製造用剤 **【主な使用食品】** 全般 **【表示名】** ゼイン、トウモロコシたん白 **【合成・天然】** 天然 **【毒性】** 毒性はほとんどないと考えられる

【解説】 トウモロコシの種子を粉末化したものより、エチルアルコールまたはアセトンで抽出し、生成したもので、主成分は植物性タンパク質。

その由来から、毒性はほとんどないと考えられる。

セージ抽出物

【用途】 酸化防止剤 **【主な使用食品】** 全般 **【表示名】** セージ抽出物

（用途名併記）**【合成・天然】**天然**【毒性】**毒性はほとんどないと考えられる

【解説】サルビアの葉より、水、エタノールまたはヘキサンで抽出してえられたもの。サルビアは、西欧ではセージといわれ、その葉は薬用や香料として使われている。

その由来から、毒性はほとんどないと考えられる。

ゼオライト

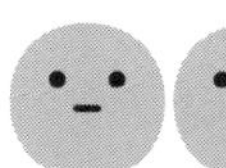
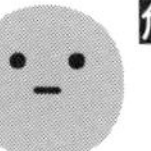

危険度 2

【用途】製造用剤**【主な使用食品】**全般**【表示名】**ゼオライト**【合成・天然】**天然**【毒性】**安全性の確認が不十分

【解説】鉱床より採掘したゼオライトを精製してえられたもので、主成分は、アルミノケイ酸塩。

安全性の確認が、まだ十分に行われていない。

石油ナフサ → ナフサ

セピオライト

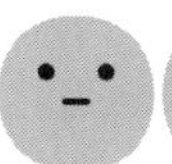
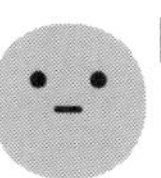

危険度 2

【用途】製造用剤**【主な使用食品】**全般**【表示名】**セピオライト**【合成・天然】**天然**【毒性】**安全性の確認が不十分

【解説】鉱石のセピオライトを粉砕してえられたもので、主成分は、イノケイ酸のマグネシウム塩。

安全性の確認が、まだ十分に行われていない。

セルロース

危険度 1

【用途】増粘安定剤**【主な使用食品】**全般**【表示名】**セルロース**【合成・天然】**一般飲食物添加物**【毒性】**毒性はほとんどないと考えられる

【解説】セルロースは、植物の細胞壁を構成する成分で、ブドウ糖（グルコース）が鎖状にたくさん結合したもので、地球上で一番多い炭水化物。添加物のセルロースは、海藻セルロース（海藻を乾燥させ、粉砕してえられたセルロース）、サツマイモセルロース（サツマイモの根茎からえられたもの）、トウモロコシセルロース（トウモロコシの種皮からえられたセルロース）など。

その由来から、毒性はほとんどないと考えられる。セルロースは、一般飲食物添加物の中では使われることが多い。

ただし、「セルロース」と表示された場合、天然添加物（既存添加物）の「微結晶セルロース」や「微小繊維状セルロース」である可能性がある。それらも「セルロース」という表示が認められているからだ。それらについては各項を参照していただきたい。

繊維素グリコール酸 Ca → *カルボキシルメチルセルロースカルシウム*

増粘安定剤→*増粘剤（糊料）・増粘安定剤*

増粘剤（糊料（こりょう））・増粘安定剤

【解説】増粘剤、増粘安定剤は、用途名。トロミや粘性をもたせたり、ゼリー状に固める。使用した添加物の名称に「増粘剤」「糊料」「増粘安定剤」などと併記される。ただし、天然の増粘安定剤の増粘多糖類の表示については、次項の「増粘多糖類」を参照のこと。

合成・天然の増粘剤は次のとおり。

●合成系

アルギン酸ナトリウム／アルギン酸プロピレングリコールエステル／加工デンプン（アセチル化アジピン酸架橋デンプン、アセチル化酸化デンプン、アセチル化リン酸架橋デンプン、オクテニルコハク酸デンプンナトリウム、酢酸デンプン、酸化デンプン、ヒドロキシプロピル化リン酸架橋デンプン、ヒドロキシプロピルデンプン、リン酸架橋デンプン、リン酸化デンプン、リン酸モノエステル化リン酸架橋デンプン）／カゼインNa（ナトリウム）／カルボキシルメチルセルロースカルシウム（CMC－Ca）／カルボキシルメチルセルロースナトリウム（CMC－Na、CMC）／デンプングリコール酸ナトリウム／デンプンリン酸エステルナトリウム／ポリアクリル酸ナトリウム／ポリビニルピロリドン／メチルセルロース

●天然系

アウレオバシジウム培養液／アグロバクテリウムスクシノグリカン／アマシードガム／アラビアガム／アラビノガラクタン／アルギン酸／ウェランガム／エレミ樹脂／カードラン／カシアガム／ガディガム／カラギナン／カラヤガム／カロブビーンガム／キサンタンガム／キチン／キトサン／グァーガム／グァーガム酵素分解物／グルコサミン／酵母細胞壁／サイリウムシードガム／ジェランガム／タマリンドシードガム／タラガム／デキストラン／トラガントガム／トロロアオイ／納豆菌ガム／微小繊維状セルロー

ス／ファーセレラン／フクロノリ抽出物／プルラン／ペクチン／マクロホモプシスガム／モモ樹脂／ラムザンガム／レバン

増粘多糖類

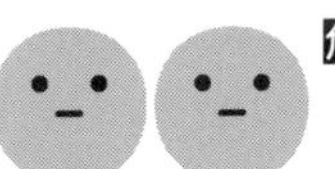

【用途】増粘安定剤**【主な使用食品】**ドレッシング、しゃぶしゃぶのたれ、スープ、果実飲料、乳飲料、ソース、ゼリー、デザート食品など**【表示名】**増粘多糖類**【合成・天然】**天然**【毒性】**添加物によって違いがある

【解説】増粘多糖類は、樹木、海藻、豆、細菌、酵母などから抽出された粘性のある多糖類で、ひじょうに多くの食品に使われている。増粘多糖類は、次のとおり。

アグロバクテリウムスクシノグリカン／アマシードガム／アラビアガム／アラビノガラクタン／ウェランガム／カードラン／カシアガム／ガディガム／カラギナン／カラヤガム／カロブビーンガム／キサンタンガム／グァーガム／グァーガム酵素分解物／酵母細胞壁／サイリウムシードガム／ジェランガム／タマリンドシードガム／タラガム／トラガントガム／トロロアオイ／ファーセレラン／フクロノリ抽出物／ペクチン／マクロホモプシスガム／モモ樹脂／ラムザンガム／レバン

これらは、1品目が添加された場合、物質名と用途名が併記される。たとえば、よく使われるキサンタンガムが添加されれば、「増粘安定剤（キサンタンガム）」と表示される。しかし、2品目以上添加した場合、なぜか「増粘多糖類」という表示でよいことになっている。おそらくメーカーの都合に合わせたものだろう。

そのため、消費者には何が使われているのかわからない。

増粘多糖類は全般的にそれほど毒性は強くないが、カラギナンやトラガントガム、ファーセレランなどには問題がある。増粘多糖類については、それぞれの項目を参照していただきたい。

ソーマチン → タウマチン

粗製海水塩化カリウム

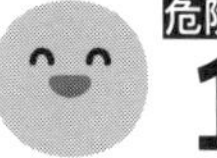

危険度 1

【用途】 製造用剤 **【主な使用食品】** 全般 **【表示名】** 粗製海水塩化カリウム **【合成・天然】** 天然 **【毒性】** 毒性はほとんどないと考えられる

【解説】 海水より、塩化ナトリウムを析出分離し、元の液を冷却し、析出する塩化ナトリウムなどを分離した残りのもの。主成分は、塩化マグネシウム。

その由来から、毒性はほとんどないと考えられる。

ソバ柄(がら)灰抽出物

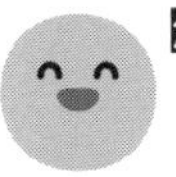

危険度 1

【用途】 製造用剤 **【主な使用食品】** 全般 **【表示名】** ソバ柄灰抽出物

【合成・天然】 天然 **【毒性】** 毒性はほとんどないと考えられる

【解説】 ソバの茎や葉を灰化したものより、熱水で抽出してえられたもの。

その由来から、毒性はほとんどないと考えられる。

ソルビット → ソルビトール

ソルビトール

【用途】甘味料**【主な使用食品】**甘納豆、菓子類、ジュース、乳酸菌飲料、あん類、ソース、漬け物、佃煮など**【表示名】**ソルビトール、ソルビット、D－ソルビトール（用途名併記）**【合成・天然】**合成
【毒性】毒性はほとんどない
【解説】ソルビトールは、果実や海藻などに多く含まれる甘味成分で、工業的には、デンプン、麦芽糖、ブドウ糖などから生産されている。甘味度は砂糖の60％。低カロリーのため、多くの食品に使われている。

もともと果実などに含まれる成分なので、毒性はほとんど見られない。ただし、人間が1日に50g以上とると、腸から吸収されにくくなって、下痢を起こすことがある。

ソルビン酸

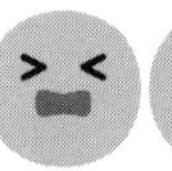
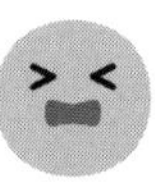

危険度 3

【用途】保存料**【主な使用食品】**さつま揚げ、かまぼこ、ちくわ、はんぺん、ハム、ソーセージ、漬け物、イカのくんせい、サキイカ、ジャム、キャビア、あん類など**【表示名】**ソルビン酸（用途名併記）**【合成・天然】**合成**【毒性】**慢性毒性がある
【解説】少量のソルビン酸をマウスに17か月間あたえた実験では、体重の増え方が鈍り、肝臓や腎臓、精巣が小さくなった。また、ソルビン酸を落花生油または水に溶かして、ラットの皮膚に注射した実験では、注射した部位にがんが発生した。

口から食べさせた実験ではないので、「発がん性がある」とはいえないが、不安な点である。

ソルビン酸K（カリウム）

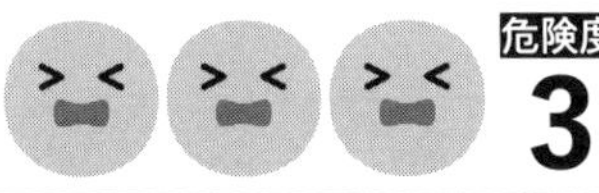

【用途】保存料**【主な使用食品】**漬け物、シロップ、ジャム、ワイン、佃煮、チーズ、ハム、ソーセージなど**【表示名】**ソルビン酸K、ソルビン酸カリウム（用途名併記）**【合成・天然】**合成**【毒性】**変異原性が強い

【解説】ソルビン酸に、K（カリウム）を結合させたものが、ソルビン酸K。ソルビン酸よりも水に溶けやすいので、汁の多い食品に使われる。

ソルビン酸Kは、染色体異常を引き起こし、DNA修復に異常をもたらす。これらは、細胞のがん化と関係がある。

ソルビン酸Ca（カルシウム）

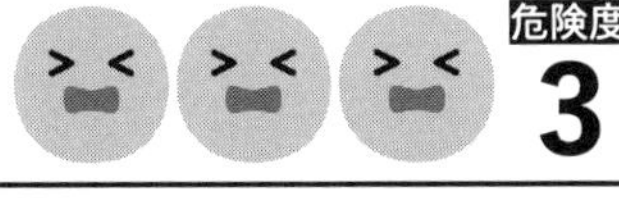

【用途】保存料**【主な使用食品】**漬け物や、シロップ、ジャム、ワイン、佃煮、チーズ、ハム、ソーセージなど**【表示名】**ソルビン酸Ca、ソルビン酸カルシウム（用途名併記）**【合成・天然】**合成**【毒性】**毒性はソルビン酸K（カリウム）と同程度と考えられる

【解説】ソルビン酸に、Ca（カルシウム）を結合させたものが、ソルビン酸Ca。その化学構造は、前項のソルビン酸K（カリウム）と似ており、毒性も同程度と考えられる。

ターメリック → *ウコン色素*

ターメリック色素 → *ウコン色素*

タール色素

【解説】 タール色素は、添加物名ではなく、赤2、黄4、青1などの合成着色料の総称。タール色素が化学合成されたのは、19世紀の中頃で、当初はコールタールを原料として作られたので、この名がつけられた。

実はコールタールは、世界で初めて発見された発がん性物質。1910年代に、ウサギの耳にコールタールを塗り続けるという実験が行われ、がんを発生されることに成功した。その後、コールタールに代わって、石油製品が原料に使われるようになった。

タール色素は、実に多くの種類があって、食品のほかにも、化粧品、入浴剤、医薬品、消臭剤などさまざまな製品に使われている。

食品添加物として認可されているタール色素は、全部で12品目。赤2、赤3、赤40、赤102、赤104、赤105、赤106、黄4、黄5、青1、青2、緑3。これらは「アゾ結合」や「キサンテン結合」など独特の化学構造をもっている。こうした構造をもつ化学物質は、発がん性や催奇形性(さいきけいせい)のあるものが多く、添加物として使われているタール色素もその疑いがもたれている。

タール色素は自然界に存在しない、ひじょうに分解されにくい化学物質であるため、食品の中でも変化せず、いつまでも色があせない。しかも、体にとりこまれても分解されにくく、細胞や遺伝子に悪影響をおよぼす心配がある。

ダイズ多糖類

【用途】 増粘安定剤、製造用剤 **【主な使用食品】** 全般 **【表示名】** ダイズ多糖類 **【合成・天然】** 一般飲食物添加物 **【毒性】** 毒性はほとんどないと考えられる

【解説】 大豆からえられた多糖類。

その由来から、毒性はほとんどないと考えられる。

タウマチン

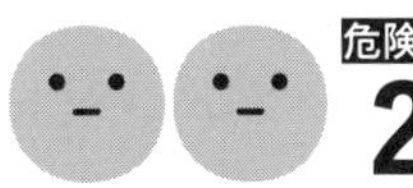

【用途】 甘味料 **【主な使用食品】** 全般 **【表示名】** タウマチン、ソーマチン（用途名併記）**【合成・天然】** 天然 **【毒性】** 赤血球への影響が心配される

【解説】 タウマチンは、クズウコン科の果樹の種子より、酸性水溶液で抽出し、精製してえられたもの。

ビーグル犬に、タウマチンを含むえさを90日間食べさせた実験では、赤血球数とヘモグロビン濃度が軽度に減少した。ラットでの実験では、体重の増え方が悪くなった。

タマネギ色素

【用途】 着色料（黄色に着色する）**【主な使用食品】** 全般 **【表示名】** タマネギ色素、野菜色素 **【合成・天然】** 天然 **【毒性】** 毒性はほとんどないと考えられる

【解説】 タマネギより、熱水、またはエチルアルコールで抽出して

えられたもの。あるいは加熱弱アルカリ性水溶液で抽出し、中和してえられたもの。

動物実験では、毒性は認められていない。変異原性は認められていない。

その由来からも、毒性はほとんどないと考えられる。

タマリンド → *タマリンドシードガム*

タマリンドシードガム

【用途】 増粘安定剤 **【主な使用食品】** 全般 **【表示名】** タマリンドシードガム、タマリンド（用途名併記）。ただし、ほかの天然の増粘安定剤（増粘多糖類）と一緒に使われると、「増粘多糖類」という表示でよい **【合成・天然】** 天然 **【毒性】** 毒性はほとんどないと考えられる

【解説】 アフリカ原産のマメ科タマリンドの種子より、熱水またはアルカリ性水溶液で抽出してえられたもの。または、これを酵素で処理したもの。主成分は多糖類。タマリンドの果実や種子は食用として利用されている。

動物実験では、毒性はほとんど認められていない。変異原性も認められていない。その由来からも、毒性はほとんどないと考えられる。

タマリンド色素

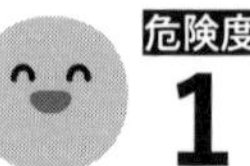

【用途】着色料（赤褐色に着色する）**【主な使用食品】**全般**【表示名】**タマリンド色素、フラボノイド色素、フラボノイド（用途名併記）**【合成・天然】**天然**【毒性】**毒性はほとんどないと考えられる

【解説】アフリカ原産のマメ科タマリンドの種子を焙焼したものより、弱アルカリ水溶液で抽出し、中和してえられたもの。タマリンドの果実や種子は食用として利用されている。

その由来から、毒性はほとんどないと考えられる。

タラガム

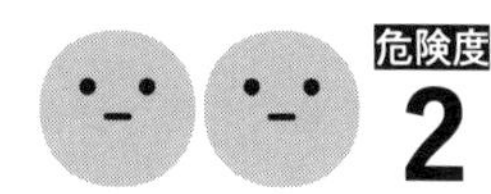

危険度 2

【用途】増粘安定剤**【主な使用食品】**全般**【表示名】**タラガム（用途名併記）。ただし、ほかの天然の増粘安定剤（増粘多糖類）と一緒に使われると、「増粘多糖類」という表示でよい**【合成・天然】**天然**【毒性】**精子への影響が心配される

【解説】マメ科タラの種子の胚乳部分を粉砕して、えられたもの。あるいはこれを熱水で抽出してえられたもの。主成分は、多糖類。

ラットに、タラガムを含むえさをあたえた実験では、成熟精子の少ないものが見られた。マウスを使った実験では、体重の増え方が悪くなった。

タルク

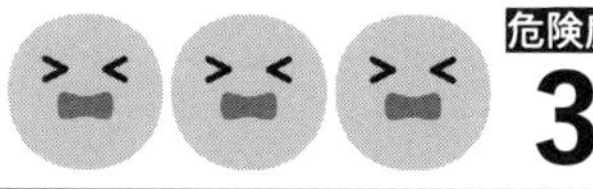

危険度 3

【用途】製造用剤、ガムベース**【主な使用食品】**全般**【表示名】**タルク**【合成・天然】**天然**【毒性】**発がん性が認められている

【解説】カンラン石、輝石、ドロマイト、またはマグネサイトの滑石片岩（かっせきへんがん）などを、混在物を除き、微粉末化したもので、主成分は含

水ケイ酸マグネシウム。食品の製造または加工で、不可欠の場合に限って使用が認められている。

チューインガムの場合、歯への粘着防止および噛み心地をよくするために使われるが、使用量は食品の５％以下とされている。

ラットにタルクを長期間吸わせた実験で、肺や気管支にがんが発生した。吸引実験とはいえ、発がん性が確認されている以上、使用を禁止すべきだろう。

炭酸 Ca（カルシウム）

危険度 1

【用途】強化剤（カルシウムを強化する）、製造用剤**【主な使用食品】**インスタントラーメン、カップラーメン、みそ、パン、ガム、菓子、あめなど**【表示名】**炭酸Ca、炭酸カルシウム**【合成・天然】**合成

【毒性】毒性はほとんどないと考えられる

【解説】炭酸Caは、骨、貝殻、卵の殻などの成分で、石灰岩や大理石などにも含まれている。

その由来から、毒性はほとんどないと考えられる。

炭酸水素 Na（ナトリウム）→ *重曹*

炭酸 Na（ナトリウム）

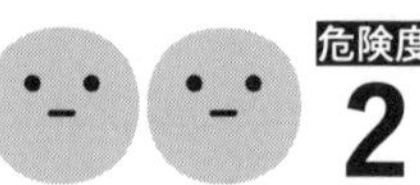

危険度 2

【用途】製造用剤、かんすい**【主な使用食品】**アミノ酸しょうゆ、生ラーメン、インスタントラーメン、カップラーメン、焼きそばなど**【表示名】**炭酸Na、炭酸ナトリウム、または一括名のかんすい

【合成・天然】合成【毒性】食道や胃の粘膜への影響が心配

【解説】粘膜に対して刺激性があり、皮膚の角質を軟化させる。大量に服用すると、消化管の粘膜に損傷をあたえる。

市販のかんすい（94ページ参照）を使った生ラーメンを食べると、胸焼けを起こすことがあるが、炭酸ナトリウムが原因している可能性がある。

炭酸Mg（マグネシウム）

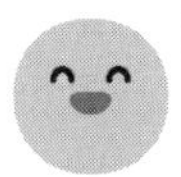

危険度 1

【用途】製造用剤、膨張剤【主な使用食品】ケーキ、パン、菓子など

【表示名】炭酸Mg、炭酸マグネシウム【合成・天然】合成【毒性】毒性は認められていない

【解説】制酸薬として利用されていて、毒性はほとんどないと考えられている。

単糖・アミノ酸複合物

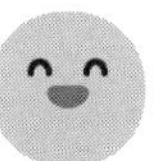

危険度 1

【用途】酸化防止剤【主な使用食品】全般【表示名】糖・アミノ酸複合物、単糖・アミノ酸複合物（用途名併記）【合成・天然】天然【毒性】毒性はほとんどないと考えられる

【解説】アミノ酸と単糖類の混合液を、加熱してえられたもの。

その由来から、毒性はほとんどないと考えられる。

たん白加水分解物

【解説】これは添加物ではなく、食品に分類されている。大豆や小麦、魚などに含まれるタンパク質を、塩酸または酵素を使って分解したもの。塩酸を使った場合は、アルカリ性のもので中和する。

タンパク質を分解することで、うま味の成分であるアミノ酸や、アミノ酸がいくつかつながったもの（ペプチド）ができ、それを調味料として利用している。タンパク質を分解してできたアミノ酸がメインになっているので、安全性に問題はないといえる。しかし、塩酸を使って分解した場合、副産物として塩素化合物ができ、それが問題だという指摘がある。

ただし、人間の胃の中も塩酸である胃液で満ちており、そこに大量のタンパク質が毎日入ってくる。当然同様に塩素化合物ができているはずだが、それが問題ということはない。したがって、仮にたん白加水分解物中に塩素化合物が微量できていたとしても、実際にはそれほど問題にならないと考えられる。

炭末（たんまつ）色素 → *骨炭（こったん）色素、植物炭末色素*

チアベンダゾール → *TBZ*

チアミン→*ビタミンB1*

竹（ちく）乾留物 → *モウソウチク乾留物*

チャ乾留物

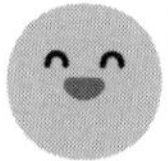

危険度 1

【用途】製造用剤**【主な使用食品】**全般**【表示名】**チャ乾留物**【合成・天然】**天然**【毒性】**毒性はほとんどないと考えられる

【解説】チャの葉より製造した茶を乾留してえられたもので、主成分は特定されていないが、アミノ酸、カフェイン、タンニン、カテキン類を含む。

その由来から、毒性はほとんどないと考えられる。

着色料

【解説】 着色料は、用途名。食品を特定の色に着色する。個々の添加物によって毒性は違う。使用した添加物の名称に「着色料」と併記。たとえば、「着色料（赤102）」「着色料（クチナシ）」などとなる。ただし、添加物の名称に「色」の文字がある場合は、「着色料」という用途名をつける必要はなく、「赤色102」「クチナシ色素」でよい。

●合成系

赤２／赤３／赤40／赤102／赤104／赤105／赤106／黄４／黄５／緑３／青１／青２／三二（さんに）酸化鉄（ベンガラ）／鉄クロロフィリンNa（ナトリウム）／銅クロロフィリンNa（ナトリウム）／銅クロロフィル／二酸化チタン／ノルビキシンカリウム／ノルビキシンナトリウム／β（ベータ）－アポ－８'－カロテナール／β－カロチン／リボフラビン／リボフラビン５'－リン酸エステルナトリウム／リボフラビン酪酸エステル／

●天然系

アナトー色素／アルミニウム／ウコン色素／オレンジ色素／カカオ色素／カキ色素／カラメル色素（カラメルⅠ、カラメルⅡ、カラメルⅢ、カラメルⅣ）／カロブ色素／魚鱗箔（ぎょりんぱく）／金／銀／クーロー色素／クチナシ青色素／クチナシ赤色素／クチナシ黄色素／クロロフィリン／クロロフィル／コウリャン色素／コチニール色素（カルミン酸）／骨炭色素／シアナット色素／シタン色素／植物炭末色素／スピルリナ色素／タマネギ色素／タマリンド色素／デュナリエラカロテン／トウガラシ色素（パプリカ色素）／トマト色素／ニンジンカロテン／パーム油カロテン／ビートレッド／ファフィア色素／ブドウ果皮色素／ペカンナッツ色素／ベニコウジ黄色素／ベニコウジ色素／ベニバナ赤色素／ベニバナ黄色素／ヘマトコッカス藻色素／マリーゴールド色素／ムラサキイモ色素／ムラサキトウモロコシ色素／ムラサキヤマイモ色素／ラック色素／ログウッド色素

チャ抽出物

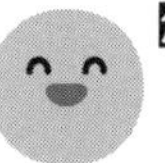

危険度 1

【用途】酸化防止剤**【主な使用食品】**全般**【表示名】**チャ抽出物（用途名併記）**【合成・天然】**天然**【毒性】**毒性はほとんどないと考えられる

【解説】茶より、水または湯、酸性水溶液、エチルアルコール、メチルアルコール、アセトンなどで抽出してえられたもの。

その由来から、毒性はほとんどないと考えられる。

チューインガム軟化剤

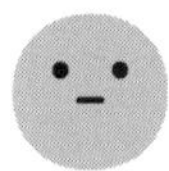

危険度 2

【用途】一括名（用途は、ガムを軟らかくする）**【主な使用食品】**ガム**【表示名】**軟化剤**【合成・天然】**合成**【毒性】**添加物によって違いがある

【解説】グリセリン、プロピレングリコール、ソルビトールの3品目のみ。

グリセリンは、脂肪の成分なので、安全性に問題はない。ソルビトールは、果実などにもともと含まれる甘味成分で、甘味料としても使われていて、これも安全性に問題はない。

プロピレングリコールは、自然界には存在しない化学合成物質だが、グリセリンと化学構造が似ている。プロピレングリコールをえさに混ぜてラットに2年間食べさせた実験では、異常は認められなかった。またマウスやラットに大量に経口投与した実験では、ふるえや中枢の興奮が一過性にあらわれてから抑制に移行するが、臓器のうっ血を起こした。染色体異常試験は陰性。

しかし、どれが使われても、一括名の「軟化剤」としか表示されないので、消費者には何が使われているのかわからない。

抽出ビタミンE → *ミックストコフェロール*

抽出V．E → *ミックストコフェロール*

チョウジ油 → *クローブ抽出物*

調味料

危険度 2

【用途】一括名（用途は、うま味をつける）**【主な使用食品】**漬け物、魚肉練り製品、インスタントラーメン、スナック菓子、せんべい、総菜、めんつゆ、缶詰、びん詰め、コンビニ弁当など**【表示名】**調味料**【合成・天然】**合成・天然

【解説】合成添加物の調味料は、アミノ酸系、核酸系、有機酸、無機塩に分類される。

代表的なのはアミノ酸系のL－グルタミン酸Na（ナトリウム）。これは、「味の素」の主成分である。L－グルタミン酸Na

は、1908年にこんぶから発見され、その後化学合成されるようになり、今は発酵法で作られている。

核酸系の代表は、かつおぶしのうまみ成分である5'－イノシン酸二Na（ナトリウム）。有機酸の代表は、貝類に含まれるコハク酸Na（ナトリウム）。無機塩は、塩化K（カリウム）など。合成系の調味料は、次のとおり。

●アミノ酸系（合成）

L－アスパラギン酸ナトリウム／L－アルギニンL－グルタミン酸塩／L－イソロイシン／L－グルタミン酸／L－グルタミン酸アンモニウム／L－グルタミン酸ナトリウム／L－テアニン／L－トリプトファン／L－トレオニン／L－バリン／L－ヒスチジン塩酸塩／L－フェニルアラニン／L－メチオニン／L－リシン－L－アスパラギン酸塩／L－リシン－L－グルタミン酸塩／L－リシン塩酸塩／グリシン／グルタミルバリルグリシン／DL－アラニン／DL－トリプトファン／DL－トレオニン／DL－メチオニン

●核酸系（合成）

5'－イノシン酸二ナトリウム／5'－ウリジル酸二ナトリウム／5'－グアニル酸二ナトリウム／5'－シチジル酸二ナトリウム／5'－リボヌクレオチドカルシウム／5'－リボヌクレオチド二ナトリウム

●有機酸（合成）

L－酒石酸水素カリウム／L－酒石酸ナトリウム／クエン酸カルシウム／クエン酸三ナトリウム／グルコン酸カリウム／グルコン酸ナトリウム／コハク酸／コハク酸一ナトリウム／コハク酸二ナ

トリウム／酢酸ナトリウム／DL－酒石酸水素カリウム／DL－酒石酸ナトリウム／DL－リンゴ酸ナトリウム／乳酸カリウム／乳酸カルシウム／乳酸ナトリウム／フマル酸一ナトリウム

●無機塩（合成）

塩化カリウム／硫酸カリウム／リン酸三カリウム／リン酸三ナトリウム／リン酸水素二カリウム／リン酸水素二ナトリウム／リン酸二水素カリウム／リン酸二水素ナトリウム

表示は、たとえばアミノ酸系のL－グルタミン酸Na（ナトリウム）が使われた場合、「調味料（アミノ酸）」となる。実際には、「調味料（アミノ酸等）」という表示が多い。これは「味の素」の可能性が大きい。「味の素」は、L－グルタミン酸ナトリウムが97.5%で、残りは、核酸系の5'－ヌクレオチド二ナトリウムであるため、「アミノ酸等」という表示になる。

このほか、核酸系の5'－イノシン酸二ナトリウムが使われた場合、「調味料（核酸）」、有機酸系のクエン酸カルシウムの場合、「調味料（有機酸）」、無機塩系の塩化カリウムの場合、「調味料（無機塩）」となる。

調味料は、もともと食品に含まれるうま味成分を化学的に合成したり、発酵法で生産しているため、毒性の強いものはほとんど見当たらない。ただし、L－グルタミン酸Naの場合、人間が一度に大量にとると、顔面や首、腕にかけてのしびれ感や灼熱感、さらに動悸やめまい、全身のだるさなどの症状（中華料理店症候群）があらわれることがある。

調味料は、ほかに天然のものもある。多くがアミノ酸の一種で、次のとおり。

●天然系

Ｌ－アスパラギン／Ｌ－アスパラギン酸／Ｌ－アラニン／Ｌ－アルギニン／Ｌ－グルタミン／Ｌ－シスチン／Ｌ－セリン／Ｌ－チロシン／Ｌ－ヒスチジン／Ｌ－ヒドロキシプロリン／Ｌ－プロリン／Ｌ－リシン／Ｌ－ロイシン／塩水湖水低塩化ナトリウム液／粗製海水塩化カリウム／タウリン／ベタイン

いずれも、海水や塩水湖の塩水を濃縮させたもの、またはアミノ酸の一種なので、毒性はほとんどないと考えられる。

ただし、Ｌ－チロシン（動物や植物のタンパク質を分解するか、糖類を発酵させたものを分離してえる）の場合、妊娠ラットに口からあたえた実験では、胎児に異常行動が見られた。また、Ｌ－リシン（糖類を発酵させたものから分離してえる）の場合、妊娠ラットに大量のＬ－リシンをあたえた実験で、胎児の体重や脳重量の明らかな減少が報告されている。

ツヤプリシン

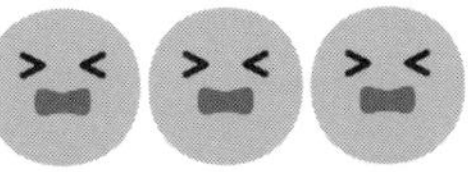

危険度
3

【用途】保存料**【主な使用食品】**菓子類、めん類、生鮮食品など**【表示名】**ツヤプリシン、ヒノキチオール（用途名併記）**【合成・天然】**天然**【毒性】**催奇形性(さいきけいせい)の疑いが強い

【解説】ツヤプリシン（ヒノキチオール）は、ヒノキ科のヒバの幹枝または根から、アルカリ性水溶液と溶剤で抽出したもの。

妊娠マウスに、オリーブ油に溶かしたヒノキチオールを１回口からあたえた実験では、生まれた子に、口唇裂、短尾、手足の減少などが見られ、催奇形性のあることが示された。

dl－α（アルファ）－トコフェロール→*ビタミンE*

D－ソルビトール→*ソルビトール*

TBZ

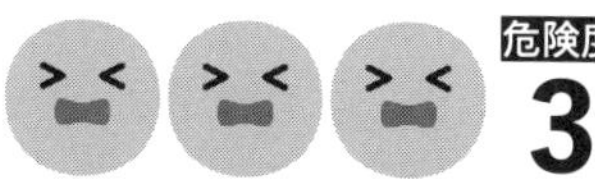

危険度 3

【用途】防カビ剤**【主な使用食品】**グレープフルーツ、レモン、オレンジなどのかんきつ類、バナナ**【表示名】**TBZ、チアベンダゾール（用途名併記）**【合成・天然】**合成**【毒性】**催奇形性（さいきけいせい）がある

【解説】1978年、アメリカ政府の要求によって、TBZ（チアベンダゾール）の使用が認可された。同国から日本に輸入されるかんきつ類のカビ発生や腐敗を防ぐためだ。

しかし、当時TBZは日本で農薬として使われており、毒性が強いことがわかっていた。東京都立衛生研究所（現・東京都健康安全研究センター）では、ラットにTBZをあたえる実験をしたところ、催奇形性（手足の奇形と尾がない）のあることが認められた。しかし、当時の厚生省は、この実験結果を受け入れようとせず、今でも使用が認められている。

TBZは、グレープフルーツ、レモン、オレンジの果皮ばかりでなく、果肉からも見つかっている。妊娠中の女性は、TBZが使われたかんきつ類は避けたほうがいいだろう。

D－マンニトール

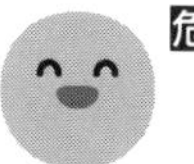

危険度 1

【用途】製造用剤（粘着防止剤として使われる）**【主な使用食品】**ガム、あめ、ふりかけ、らくがん、こんぶの佃煮**【表示名】**D－マンニトール、マンニトール、マンニット**【合成・天然】**合成**【毒性】**

毒性はほとんど認められていない

【解説】 D－マンニトールは、もともと海藻やきのこなどに含まれる甘味成分。工業的には、砂糖や果糖などから合成されていて、砂糖の60％程度の甘味がある。海外では、甘味料として利用される例もあるが、日本では、粘着防止剤として使われている。

動物実験では、毒性はほとんど認められていない。その由来からも、毒性はほとんどないと考えられる。

D－リボース

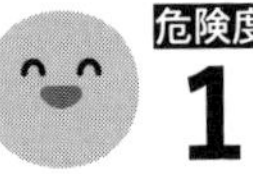

危険度 1

【用途】 甘味料 **【主な使用食品】** 全般 **【表示名】** D－リボース、リボース（用途名併記）**【合成・天然】** 天然 **【毒性】** 毒性はほとんどないと考えられる

【解説】 細菌のバチルス・プラミス、バチルス・サブティリスによるD－グルコース（ブドウ糖）の発酵培養液より、分離してえらりたもの。成分は、D－リボース。D－リボースは、生物の遺伝子を構成する糖。

その由来から、毒性はほとんどないと考えられる。

デキストラン

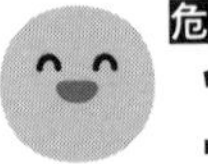

危険度 1

【用途】 増粘安定剤 **【主な使用食品】** 全般 **【表示名】** デキストラン、ブドウ糖多糖（用途名併記）。ただし、ほかの天然の増粘安定剤（増粘多糖類）と一緒に使われると、「増粘多糖類」という表示でよい **【合成・天然】** 天然 **【毒性】** 毒性はほとんどないと考えられる

【解説】 ある種の乳酸菌の培養液より、分離してえられたもの。

成分はデキストラン。デキストランは、グルコース（ブドウ糖）のみから成る多糖類。
その由来から、毒性はほとんどないと考えられる。

デキストリン

【解説】デキストリンは、添加物ではなく、食品に分類されている。グルコース（ブドウ糖）がいくつも結合したもので、デンプンを分解して作られる。
安全性に問題はない。

鉄

危険度 1

【用途】強化剤（鉄分を強化する）**【主な使用食品】**コーンフレークなど**【表示名】**鉄**【合成・天然】**天然**【毒性】**安全性に問題はないと考えられる
【解説】鉄はミネラルの一種で、赤血球のヘモグロビンができるのに不可欠。野菜などからも摂取しているので、とりすぎない限り、安全性に問題はないと考えられる。

鉄クロロフィリンNa（ナトリウム）

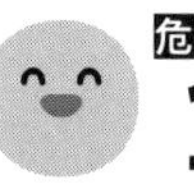
危険度 1

【用途】着色料（緑色に着色する）**【主な使用食品】**そば、みつ豆用寒天、キャラメル、ドロップ、ようかん、アイスクリームなど**【表示名】**鉄クロロフィリンNa、鉄クロロフィリンナトリウム、鉄葉

緑素（用途名併記）**【合成・天然】**合成**【毒性】**毒性はほとんどないと考えられる

【解説】蚕（かいこ）ふんや粉茶などからクロロフィル（葉緑素）を抽出し、塩化第一鉄と酸化ナトリウムを反応させて作る。

毒性は、銅クロロフィリンNa（ナトリウム）と同程度と考えられている。

鉄葉緑素 → *鉄クロロフィリンNa(ナトリウム)*

デヒドロ酢酸Na（ナトリウム）

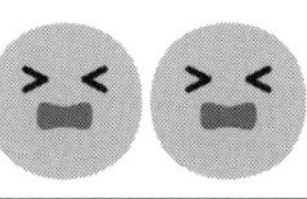
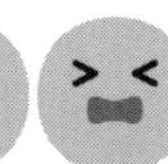

危険度 **3**

【用途】保存料**【主な使用食品】**チーズ、バター、マーガリン**【表示名】**デヒドロ酢酸Na、デヒドロ酢酸ナトリウム（用途名併記）**【合成・天然】**合成**【毒性】**急性毒性が比較的強く、胎児への影響も心配される

【解説】デヒドロ酢酸をオリーブ油に溶かして、アカゲザルにあたえたところ、すぐに中毒症状を起こして、嘔吐、運動失調、けいれんなどによって急激に体重が減り、死亡する例があった。妊娠ラットにデヒドロ酢酸Naを経口投与した実験では、胎児の体重が低下し、骨格異常の増加や骨化の遅れが見られた。また、胎児の死亡率が増加した。

デンプングリコール酸Na（ナトリウム）

危険度 **1**

【用途】糊料（こりょう）（乳化を助け、成分を安定させる）**【主な使用食品】**ア

イスクリーム、パンなど**【表示名】**デンプングリコール酸 Na、デンプングリコール酸ナトリウム（用途名併記）**【合成・天然】**合成
【毒性】毒性は認められていない
【解説】デンプンを原料に化学合成されている。動物実験では、毒性は認められていない。

糖・アミノ酸複合物 → *単糖・アミノ酸複合物*

トウガラシ色素

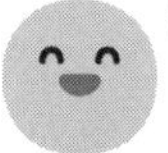

危険度 1

【用途】着色料（だいだい色または赤色に着色する）**【主な使用食品】**ドレッシング、米菓、練りウニ、佃煮、魚のモロミ漬けなど**【表示名】**トウガラシ色素、パプリカ色素、カロチノイド色素、カロテノイド色素、カロチノイド、カロテノイド（用途名併記）**【合成・天然】**天然**【毒性】**毒性はほとんどないと考えられる
【解説】トウガラシの実より、加熱した油脂で抽出してえられたもの。またはヘキサン、あるいはエチルアルコールで抽出してえられたもの。またはこれらより、加熱・加圧下で二酸化炭素によって、辛味成分を除去したもの。

その由来から、毒性はほとんどないと考えられる。

トウガラシ水性抽出物

危険度 1

【用途】製造用剤**【主な使用食品】**全般**【表示名】**トウガラシ水性抽出物、パプリカ水性抽出物**【合成・天然】**天然**【毒性】**毒性はほと

んどないと考えられる

【解説】 トウガラシの実より、エチルアルコールで抽出したもので、タンパク質、ペプチド（アミノ酸が複数結合したもの）、ビタミンCを含む。

その由来から、毒性はほとんどないと考えられる。

銅クロロフィリンNa（ナトリウム）

【用途】 着色料（緑色に着色する）**【主な使用食品】** こんぶ（乾燥品）、果実類または野菜類の貯蔵品、シロップ、ガム、魚肉練り製品（魚肉すり身を除く）、あめ、チョコレート、生菓子（パンを除く）、みつ豆缶詰または合成樹脂製容器包装詰中の寒天 **【表示名】** 銅クロロフィリンNa、銅葉緑素、銅クロロフィリンナトリウム（用途名併記）**【合成・天然】** 合成 **【毒性】** 毒性は認められていない

【解説】 次項の銅クロロフィルに水酸化ナトリウムを反応させて作る。

マウス、ラット、ウサギ、ニワトリに銅クロロフィリンNaを経口投与する実験が行われているが、毒性は認められていない。

銅クロロフィル

【用途】 着色料（緑色に着色する）**【主な使用食品】** こんぶ（乾燥品）、果実類または野菜類の貯蔵品、シロップ、ガム、魚肉練り製品（魚肉すり身を除く）、あめ、チョコレート、生菓子（パンを除く）、みつ豆缶詰または合成樹脂製容器包装詰中の寒天 **【表示名】** 銅クロロフィル、銅葉緑素（用途名併記）**【合成・天然】** 合成 **【毒性】** 毒

性はほとんどないと考えられる

【解説】 植物に含まれるクロロフィル（葉緑素）に銅を結合させたもの。

毒性は、前項の銅クロロフィリンNa（ナトリウム）と同程度と考えられている。

豆腐用凝固剤

危険度 1

【用途】 一括名（用途は、豆乳を固める）**【主な使用食品】** 豆腐、油揚げ、厚揚げなど **【表示名】** 豆腐用凝固剤、または物質名 **【合成・天然】** 合成・天然 **【毒性】** 毒性はほとんどないと考えられる

【解説】 豆腐用凝固剤は、塩化カルシウム、塩化マグネシウム、グルコノデルタラクトン、硫酸カルシウム、硫酸マグネシウム、粗製海水塩化マグネシウムがある。いずれも豆乳を固めて、豆腐にする働きがある。

塩化カルシウムと塩化マグネシウムは、もともと海水に含まれる成分で、塩化マグネシウムは食塩にも含まれている。いずれも、栄養強化剤としても利用される。その由来から、安全性に問題はないと考えられる。なお、塩化マグネシウムは、水産練り製品に結着剤の一部として使われることがある。

硫酸カルシウムは、海水や岩塩、石膏（せっこう）に含まれている。硫酸マグネシウムは、海水や鉱泉、食塩にも含まれている。いずれも、栄養強化剤としても利用される。どちらも安全性に問題はないと考えられる。

グルコノデルタラクトンは、乳酸発酵の研究の際に発見されたもので、今は化学合成されている。絹豆腐を作る際に使われる。動物実験では、毒性データは見当たらない。

粗製海水塩化マグネシウムは、天然系の豆腐用凝固剤。海水より、塩化ナトリウムを分離し、そのもとの液を冷却して析出した塩化カリウムなどを分離した残りのもので、主成分は、塩化マグネシウム。その由来から、安全性に問題はないと考えられる。

各豆腐メーカーは自主的に「塩化マグネシウム」「塩化カルシウム」などの物質名表示を行っている。マグネシウムやカルシウムは体にプラスのイメージがあるので、あえて表示しているようだ。

トウモロコシたん白 → *ゼイン*

銅葉緑素 → *銅クロロフィリンNa、銅クロロフィル*

トコトリエール

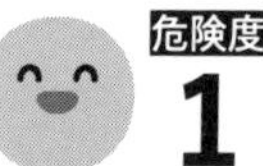

【用途】酸化防止剤**【主な使用食品】**油脂、バターなど**【表示名】**トコトリエール（用途名併記）**【合成・天然】**天然**【毒性】**毒性はほとんどないと考えられる

【解説】米ぬか油、アブラヤシから生産したパーム油などより、分離してえられたもの。

パーム油は食用油として広く利用されている。その由来から、毒性はほとんどないと考えられる。

トコフェロール → *ミックストコフェロール*

トマト色素

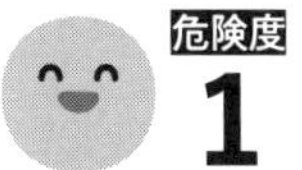
危険度 1

【用途】着色料（黄色または赤色に着色する）【主な使用食品】全般【表示名】トマト色素、野菜色素、カロチノイド色素、カロテノイド色素、カロチノイド、カロテノイド（用途名併記）【合成・天然】天然【毒性】毒性はほとんどないと考えられる

【解説】トマトの実より、油脂で抽出したもの。または実を脱水し、ヘキサン、もしくは酢酸エチル、アセトンなどの溶剤で抽出し、溶剤を除去したもの。または実の搾汁より分離してえられたもの。主色素は、リコピン。

その由来から、毒性はほとんどないと考えられる。

トラガント → *トラガントガム*

トラガントガム

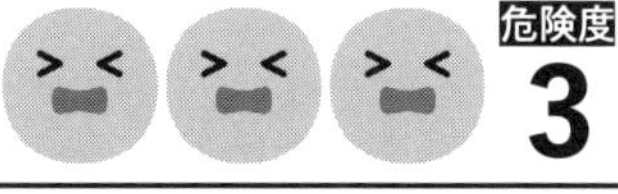
危険度 3

【用途】増粘安定剤【主な使用食品】ゼリー菓子、ソース、菓子類、パン、ドレッシングなど【表示名】トラガントガム、トラガント（用途名併記）。ただし、ほかの天然の増粘安定剤（増粘多糖類）と一緒に使われると、「増粘多糖類」という表示でよい【合成・天然】天然【毒性】発がん性の疑いがある

【解説】マメ科の植物であるトラガントの分泌液を乾燥してえられた増粘多糖類。

トラガントガムを含むえさをマウスに96週間食べさせた実験で、メスの体重がやや少なくなり、前胃に乳頭腫、がんの発生が見られた。用量依存性（量に応じて症状が高まること）がなかったため、発がん性があるとは認定されなかったが、その疑いがある。

トレハロース

危険度 1

【用途】製造用剤**【主な使用食品】**全般**【表示名】**トレハロース**【合成・天然】**天然**【毒性】**毒性はほとんどないと考えられる

【解説】麦芽糖（マルトース）を酵素によって処理してえられたもの。あるいは、酵母またはある種の細菌の培養液や菌体から、水またはアルコールで抽出して、酵素によって分離してえられたもの。

トレハロースはブドウ糖が二つ結合した二糖類で、きのこやエビなどにも含まれているので安全性に問題はない。甘みを出すとともに乾燥を防ぐ働きがある。

トロロアオイ

危険度 1

【用途】増粘安定剤**【主な使用食品】**全般**【表示名】**トロロアオイ（用途名併記）。ただし、ほかの天然の増粘安定剤（増粘多糖類）と一緒に使われると、「増粘多糖類」という表示でよい**【合成・天然】**天然**【毒性】**安全性の確認が不十分

【解説】アオイ科トロロアオイの根を、乾燥し、粉砕してえられたものである。主成分は、多糖類。

トロロアオイの根（黄蜀葵根（おうしょっきこん））は、中国では胃炎や胃潰瘍などの治療に使われている。

その由来から、毒性はほとんどないと考えられる。

あ か さ と な は ま や ら わ

ナイアシン

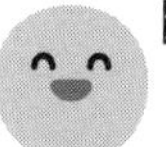

危険度 1

【用途】栄養強化剤**【主な使用食品】**コーンフレーク、菓子、パンなど**【表示名】**ナイアシン、または表示されない**【合成・天然】**合成

【毒性】毒性はほとんどないと考えられる

【解説】ナイアシンは、ニコチン酸ともいう。ニコチン酸はビタミンの一種で、欠乏すると、ペラグラ（皮膚紅斑、下痢、口内炎、頭痛、けいれんなどを起こす風土病）を発症する。ニコチン酸は、パン酵母、ピーナツなどの豆類、マッシュルーム、サバなどの魚類、食肉、肝臓、腎臓などに含まれている。化学的に合成され、添加物や医薬品として使われている。

その由来から、毒性はほとんどないと考えられる。

ナイシン

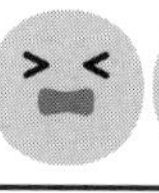

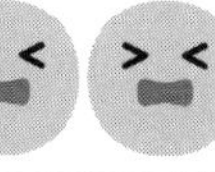

危険度 3

【用途】保存料**【主な使用食品】**チーズ、ホイップクリーム、洋菓子、ハム、ソーセージ、ドレッシング、マヨネーズ、みそ、ソース**【表示名】**ナイシン（用途名併記）**【合成・天然】**合成**【毒性】**安全性の確認が不十分

【解説】ナイシンは、抗生物質の一種である。ある種の細菌が作り出すペプチド（アミノ酸が結合したもの）で、細菌の細胞膜に穴を開けて、細菌を殺す作用がある。アメリカやEUなど50か国で、チーズや乳製品、缶詰などの保存に使われているという。

しかし、抗生物質を食品とともに摂取した場合、消化管に生存する常在菌への影響が懸念される。また、耐性菌が誕生する心配もある。安易に抗生物質を添加物として使うべきではないだろう。

あ
か
さ
た
な
は
ま
や
ら
わ

ナタマイシン

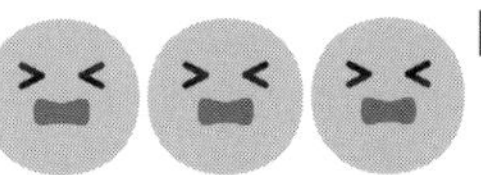

危険度 3

【用途】製造用剤**【主な使用食品】**ナチュラルチーズ**【表示名】**ナタマイシン**【合成・天然】**合成**【毒性】**消化管への悪影響が懸念される

【解説】ナタマイシンは、ある種の細菌が作り出す抗生物質の一種。とくにカビや酵母の生育を妨害する。

ラットに体重１kg 当たり１日に0.5g のナタマイシンを投与した実験では、30％のラットが２週間以内に死亡した。この投与量は、体重50kg の大人に単純換算すると25g となる。

ナタマイシンを含むえさをビーグル犬に食べたさせた実験では、下痢や嘔吐が見られ、えさをまったく食べなくなったため、実験は中止された。人間にナタマイシンを経口投与したところ、下痢が発生した。

納豆菌ガム

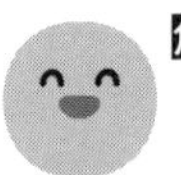

危険度 1

【用途】増粘安定剤**【主な使用食品】**全般**【表示名】**納豆菌ガム、ポリグルタミン酸（用途名併記）**【合成・天然】**天然**【毒性】**毒性はほとんどないと考えられる

【解説】納豆菌の培養液より、分離してえられたもの。

その由来から、毒性はほとんどないと考えられる。

ナフサ

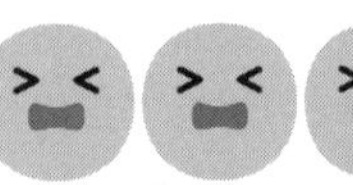

危険度 3

【用途】製造用剤【主な使用食品】全般【表示名】ナフサ、石油ナフサ【合成・天然】天然【毒性】吸入すると有害

【解説】石油蒸留物を精製してえられたもので、成分はパラフィン系およびナフタレン系炭化水素。

実験で使用されたすべての動物種で、少量のナフサが気道に入ると、化学性肺炎を起こすことがわかっている。

生コーヒー豆抽出物

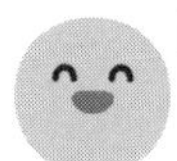

危険度 1

【用途】酸化防止剤【主な使用食品】全般【表示名】生コーヒー豆抽出物（用途名併記）【合成・天然】天然【毒性】毒性はほとんどないと考えられる

【解説】コーヒー豆より、温めたクエン酸水溶液で抽出してえられたもの。

その由来から、毒性はほとんどないと考えられる。

二酸化イオウ → *二酸化硫黄*

二酸化硫黄

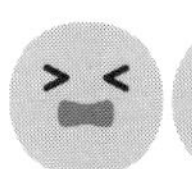

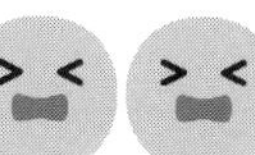

危険度 3

【用途】漂白剤【主な使用食品】かんぴょう、甘納豆、煮豆、乾燥果実（干しあんずなど）、エビ、キャンデッドチェリー、ワイン、コンニャク粉など【表示名】二酸化硫黄、二酸化イオウ（用途名併記）、ワインに使われた時は、「酸化防止剤（亜硫酸塩）」と表示【合成・天然】合成【毒性】肝臓への影響が心配

【解説】 二酸化硫黄の気体を、亜硫酸ガスという。三宅島が噴火して有毒ガスが島をおおい、島民が帰れなかったが、そのガスとは亜硫酸ガスのこと。亜硫酸ガスは、自動車の排気ガスや工場排煙にも含まれている。

二酸化硫黄を微量含む赤ワインおよび水を、毎日ラットに長期にわたって飲ませた実験では、肝臓の組織呼吸に障害が見られた。この濃度は、市販のワインに含まれる濃度とそれほど変わらない。また、ビタミンB_1の欠乏をまねく心配がある。

二酸化塩素

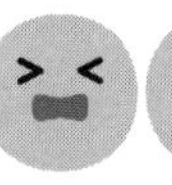
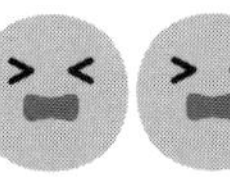

危険度 3

【用途】 小麦粉処理剤 **【主な使用食品】** 小麦粉 **【表示名】** 二酸化塩素 **【合成・天然】** 合成 **【毒性】** 気体は猛毒

【解説】 二酸化塩素の気体は、猛毒の塩素ガスよりも毒性が強い。ちなみに、塩素ガスは、第一次世界大戦で毒ガス兵器として使われた。なぜ、二酸化塩素のような猛毒物質が食品添加物として認められているのか、理解に苦しむ。

二酸化チタン

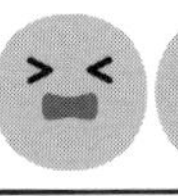

危険度 3

【用途】 着色料（白く着色する）**【主な使用食品】** ホワイトチーズ、ホワイトチョコレートなど **【表示名】** 二酸化チタン、酸化チタン（用途名併記）**【合成・天然】** 合成 **【毒性】** 発がん性の疑いがある

【解説】 二酸化チタンは、チタン鉱石を処理して作られる。クレヨンや陶磁器のうわ薬にも使われている。

二酸化チタン塵を、ラットに１日６時間、１週間に５日、２年間吸わせた実験では、肺がん発生率の増加が見られた。

ニッケル

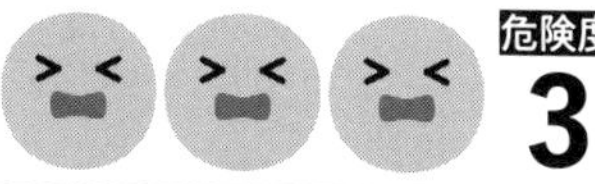

【用途】製造用剤**【主な使用食品】**全般**【表示名】**ニッケル**【合成・天然】**天然**【毒性】**発がん性が認められている

【解説】ニッケルの鉱山や精錬所で働く人たちに、高い割合で肺がんの発生が認められている。ニッケルは、肺がんと鼻腔がんを起こすことが報告されている。

乳化剤

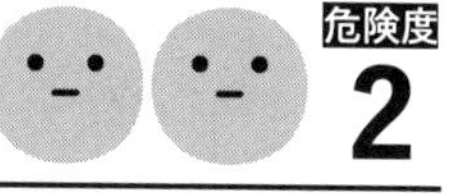

【用途】一括名（用途は、水と油を混じりやすくする）**【主な使用食品】**パン、アイスクリーム、乳飲料、ケーキ、チョコレート、ドレッシング、マーガリン、チーズなど**【表示名】**乳化剤**【合成・天然】**合成・天然**【毒性】**添加物によって違う

【解説】乳化剤には、合成と天然がある。

●合成系

オクテニルコハク酸デンプンナトリウム／クエン酸三エチル／グリセリン脂肪酸エステル／ショ糖脂肪酸エステル／ステアロイル乳酸カルシウム／ステアロイル乳酸ナトリウム／ソルビタン脂肪酸エステル／プロピレングリコール脂肪酸エステル／ポリソルベート20／ポリソルベート60／ポリソルベート65／ポリソルベート80

グリセリン脂肪酸エステル、ショ糖脂肪酸エステル、ステアロイル乳酸カルシウム、ステアロイル乳酸ナトリウム、ソルビタン脂肪酸エステルは、もともと食品に含まれていたり、それに近いもので、毒性の強いものはない。

ただし、ショ糖脂肪酸エステルの場合、アイスクリームなどに使われていて、たくさんとると下痢を起こす心配がある。また、ステアロイル乳酸カルシウムの場合、大量に含むえさをラットに食べさせた実験で、脂肪肉芽腫（炎症の一種。がんではない）ができた。

プロピレングリコール脂肪酸エステルは、プロピレングリコールと脂肪酸を結合させたもの。プロピレングリコール脂肪酸エステルを大量に含むえさをラットに40日間あたえた実験では、異常は認められなかった。

内閣府・食品安全委員会は、ポリソルベート20、ポリソルベート60、ポリソルベート65、ポリソルベート80の安全性について、厚生労働省から諮問され、2007年6月、それぞれのポリソルベートの1日摂取許容量（ADI）を、一律に体重（人間）1kg当たり10mgという結論を出した。そして、これに基づいて使用が認可された。

毒性が低い場合には、ADIは設定されないが、これらのポリソルベートの場合、動物実験で下痢などが認められたため、設定されたのである。

中でもポリソルベート80の場合、それを溶かした水をラット20匹に注射したところ、11匹に注射部位にがんが発生した。注射とはいえ、発がん性の疑いがあるといえよう。また、マウスの皮膚にポリソルベート60を塗ったところ、40～50%に良性の皮膚腫瘍が発生した。にもかかわらず、どちらも使用が認められてしまったのである。

しかし、乳化剤は、一括名表示が認められているので、どれをいくつ使っても「乳化剤」としか表示されないので、消費者には何が使われているのかわからない。

なお、プロセスチーズ、チーズフード、プロセスチーズ加工品については、特別に次の合成添加物も乳化剤として使うことができる。

●プロセスチーズ、チーズフード、プロセスチーズ加工品に使用可能な乳化剤

クエン酸カルシウム／クエン酸三ナトリウム／グルコン酸カリウム／グルコン酸ナトリウム／ピロリン酸四カリウム／ピロリン酸四ナトリウム／ピロリン酸二水素カルシウム／ピロリン酸二水素ナトリウム／ポリリン酸カリウム／ポリリン酸ナトリウム／メタリン酸カリウム／メタリン酸ナトリウム／リン酸一水素カルシウム／リン酸三カリウム／リン酸三カルシウム／リン酸三ナトリウム／リン酸水素二アンモニウム／リン酸水素二カリウム／リン酸水素二ナトリウム／リン酸二水素アンモニウム／リン酸二水素カリウム／リン酸二水素カルシウム／リン酸二水素ナトリウム

リン酸を含むものが多いが、リン酸を多く摂取すると、カルシウムや鉄の吸収が悪くなって、骨がもろくなったり、貧血を起こす心配がある。また、ポリリン酸ナトリウムの場合、ラットに6か月間あたえた実験で、腎臓障害が見られた。メタリン酸ナトリウムをラットに1か月間あたえた実験では、尿細管に炎症が見られた。

しかし、この場合も「乳化剤」という一括名しか表示されないので、消費者には何が使われているのかわからない。

●天然系

キラヤ抽出物／酵素処理レシチン／酵素分解レシチン／植物レシチン／スフィンゴ脂質／ダイズサポニン／胆汁末／チャ種子サポニン／動物性ステロール／トマト糖脂質／ヒマワリレシチン／分別レシチン／ユッカフォーム抽出物／卵黄レシチン

キラヤ抽出物とユッカフォーム抽出物は、食品以外の植物から抽出された成分なので、安全性が十分確認されているとはいえない。その他の品目は、食品として利用されているものから抽出された成分なので、安全性に問題はないと考えられる。

しかし、どれを使っても、「乳化剤」と表示されるので、消費者には何が使われているのかわからない。

乳酸

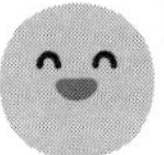

危険度
1

【用途】酸味料、pH（ペーハー）調整剤（pHを調整し、保存性を高める）**【主な使用食品】**清涼飲料水、日本酒、ドロップ、ゼリー、アイスクリーム、菓子類、佃煮、ソース、漬け物、パンなど**【表示名】**乳酸、または一括名の酸味料か、pH調整剤**【合成・天然】**合成**【毒性】**安全性に問題はないと考えられる

【解説】乳酸は食品に含まれ、人間の体内でも合成されている。添加物の乳酸は、デンプンを糖化し、乳酸菌を加えて発酵させ、分離してえられたもの。また、化学的な合成法でも作られている。乳酸は、もっとも多く使われている酸味料であり、pH調整剤としても使われる。

動物実験で乳酸を大量にあたえると、体重が著しく減って、赤血球とヘモグロビンが減ってしまう。乳酸は、酸の一種なので、大量投与で消化管が刺激されて、体重が減ったと考えられる。

しかし、私たちはヨーグルトなどで乳酸をたくさんとっているので、ふつうに摂取している分には、安全性に問題はないと考えられる。ただし、一度にとりすぎると、胃が刺激されるようなことがあるかもしれない。

乳酸Ca（カルシウム）

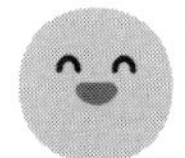

危険度 1

【用途】栄養強化剤（カルシウムを強化する）**【主な使用食品】**パン、みそ、豆腐、漬け物など**【表示名】**乳酸Ca、乳酸カルシウム、または表示されない**【合成・天然】**合成**【毒性】**毒性はほとんど認められていない

【解説】乳酸にCa（カルシウム）を結合させたものが、乳酸カルシウム。

動物実験では、毒性はほとんど認められていない。その由来からも、安全性は高いと考えられる。

乳酸Na（ナトリウム）

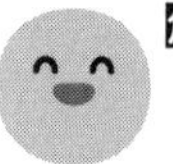

危険度 1

【用途】調味料**【主な使用食品】**めん、菓子、清酒など**【表示名】**乳酸Na、乳酸ナトリウム**【合成・天然】**合成**【毒性】**安全性の確認が不十分

【解説】乳酸にNa（ナトリウム）を結合させたものが、乳酸Na。

その由来から、毒性はそれほどないと考えられる。ただし、ナトリウムをとることになるので、高血圧の人は、そのことを頭に入れておいたほうがよいだろう。

ニンジンカロチン → *ニンジンカロテン*

ニンジンカロテン

危険度 1

【用途】着色料（黄色、またはだいだい色に着色する）**【主な使用食品】**全般**【表示名】**ニンジンカロテン、ニンジンカロチン、カロチノイド色素、カロテノイド色素、カロチン、カロテン、カロチノイド、カロテノイド（用途名併記）**【合成・天然】**天然**【毒性】**毒性はほとんどないと考えられる

【解説】ニンジンの根茎の乾燥物より、熱した油脂で、またはヘキサン、アセトン、もしくは加圧下二酸化炭素で抽出してえられたもの。

その由来から、毒性はほとんどないと考えられる。

ネオテーム

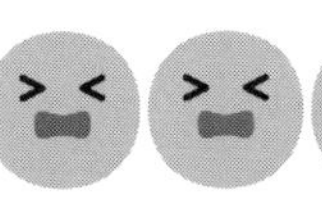

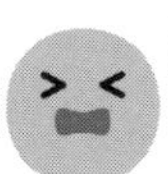

危険度 3

【用途】甘味料**【主な使用食品】**飲料**【表示名】**ネオテーム（用途名併記）**【合成・天然】**合成**【毒性】**発がん性の疑いがある

【解説】ネオテームは、合成甘味料のアスパルテーム（48ページ参照）を変化させたものである。甘味は、アスパルテームの30〜60倍、砂糖のなんと7000〜13000倍もある。

ラットにネオテームをあたえた実験で、腎臓の腺腫（良性の腫瘍）の発生頻度が増加した。投与量依存性（量に応じて症状が高まること）は認められなかったため、偶発的なものと判断されたが、そう言い切れるのか疑問が残る。

また、マウスにあたえた実験では、肝細胞腺腫や細気管支／肺胞腺がんの発生頻度の増加傾向が見られた。その度合いが低かったため、「発がん性は認められない」という結論になったが、そう言い切れるのか疑問が残る。

発がん性の疑いは否定できないと考えられる。

ノルビキシンカリウムとノルビキシンナトリウム

危険度 1

【用途】着色料（赤色に着色する）**【主な使用食品】**チーズ、バター、アイスクリーム、ウインナーソーセージなど**【表示名】**水溶性アナトー、アナトー色素、カロチノイド色素、カロテノイド色素、カロチノイド、カロテノイド（用途名併記）**【合成・天然】**合成**【毒性】**毒性は認められていない

【解説】ベニノキの種子や葉に含まれるビキシンという色素をアルカリで分解することで、ノルビキシンカリウムやノルビキシンナトリウムを作る。日本では、1968年にノルビキシンカリウムとノルビキシンナトリウムを含む「水溶性アナトー」として、規格が定められた。

急性毒性はほとんどない。えさに混ぜてビーグル犬に食べさせた実験では、毒性は認められていない。ラットに一生にわたってあたえた実験では、何も障害は認められなかった。突然変異性は認められていない。

パーライト

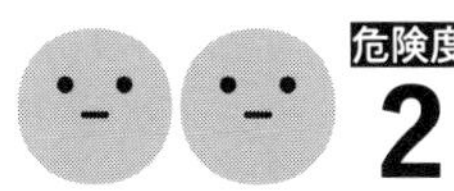

危険度 2

【用途】製造用剤**【主な使用食品】**全般**【表示名】**パーライト**【合成・天然】**天然**【毒性】**安全性の確認が不十分

【解説】 ガラス質鉱物よりえられた鉱物性二酸化ケイ素を、800〜1200℃で焼成し、多孔質としてえられたもの。

添加物としての安全性の確認は、まだ十分行われていない。

ばい煎コメヌカ抽出物

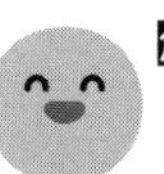

危険度 **1**

【用途】 製造用剤 **【主な使用食品】** 全般 **【表示名】** ばい煎コメヌカ抽出物 **【合成・天然】** 天然 **【毒性】** 毒性はほとんどないと考えられる
【解説】 米ぬかを脱脂し、ばい煎したものを熱水で抽出後、温かいエチルアルコールでタンパク質を除去してえられたもの。

その由来から、毒性はほとんどないと考えられる。

白陶土(はくとうど) → *カオリン*
麦飯石(ばくはんせき) → *花*(か)*こう斑岩*(はんがん)

白金(はっきん)

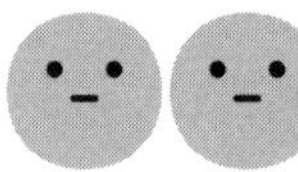

危険度 **2**

【用途】 製造用剤 **【主な使用食品】** 全般 **【表示名】** 白金 **【合成・天然】** 天然 **【毒性】** 安全性の確認が不十分
【解説】 宝石などに使われている白金（プラチナ）だが、安全性の確認が、まだ十分に行われていない。

発色剤

【解説】発色剤は、用途名。食肉製品やたらこ、明太子、いくらなどが黒ずむのを防いで、鮮やかな色に保つ。どの添加物も毒性が強い。使用した添加物の名称に「発色剤」と併記。

●発色剤として使用される添加物
亜硝酸Na（ナトリウム）／硝酸K（カリウム）／硝酸Na（ナトリウム）

バニリン

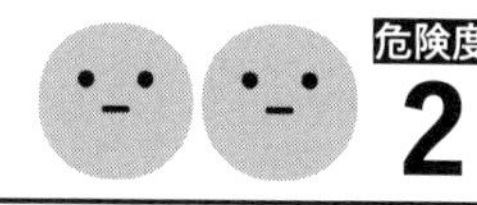

【用途】香料**【主な使用食品】**アイスクリーム、菓子、清涼飲料水、キャラメル、キャンディ、ゼラチンデザートなど**【表示名】**バニリン、ワニリン、または一括名の香料**【合成・天然】**合成**【毒性】**弱いながら毒性が認められる
【解説】バニリンは、バニラ豆の香気成分で、昔から香料として使われてきた。化学的にも合成されていて、添加物として使われている。

しかし、バニリンをえさに混ぜて、ラットに13週間食べさせた実験では、発育の遅延のほか、肝臓、腎臓、脾臓の肥大が認められた。とりすぎには、注意が必要のようだ。

パプリカ色素

【用途】着色料（だいだい色または赤く着色する）**【主な使用食品】**米菓、ドレッシング、佃煮、練りウニなど**【表示名】**パプリカ色素、トウガラシ色素、カロチノイド色素、カロチノイド、カロテノイ

ド色素、カロテノイド（用途名併記）**【合成・天然】**天然**【毒性】**毒性はほとんどないと考えられる

【解説】パプリカ色素は、トウガラシの実から、加熱した油またはエチルアルコールまたは溶剤で抽出してえられた赤い色素。辛味成分を取り除くこともある。ご承知のようにトウガラシは食用として利用されている。

その由来から、毒性はほとんどないと考えられる。

パプリカ水性抽出物 → *トウガラシ水性抽出物*

パラオキシ安息香酸（あんそくこうさん）

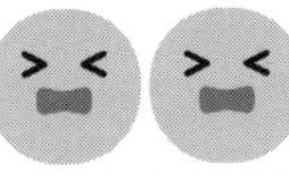

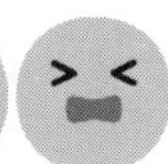

【用途】保存料**【主な使用食品】**しょうゆ、果実ソース、酢、清涼飲料水、シロップ、果実および果菜の表皮**【表示名】**パラオキシ安息香酸、またはイソブチルパラベン、イソプロピルパラベン、エチルパラベン、ブチルパラベン、プロピルパラベン（用途名併記）**【合成・天然】**合成**【毒性】**慢性毒性がある

【解説】パラオキシ安息香酸の略称は、パラベン。いくつも種類があって、添加物に認められているものは、パラオキシ安息香酸イソブチル（イソブチルパラベン）、パラオキシ安息香酸イソプロピル（イソプロピルパラベン）、パラオキシ安息香酸エチル（エチルパラベン）、パラオキシ安息香酸ブチル（ブチルパラベン）、パラオキシ安息香酸プロピル（プロピルパラベン）の５品目。

イソプロピルパラベンを含むえさをラットに13週間食べさせた実験では、肝臓が障害を受けた時に増えるγ（ガンマ）－GTP値が上昇した。エチルパラベンは、ラットの成長を悪くした。ブチルパラ

ベンの場合、大量に含むえさをラットに食べさせた実験で、オスはすべてが死亡し、メスも多くが死亡した。

しかし、これらのうちのどれを使っても、「パラオキシ安息香酸」という表示でよいため、そう表示された場合、消費者には何が使われているのかわからない。

パラジウム

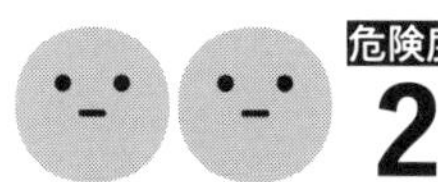

危険度 2

【用途】製造用剤**【主な使用食品】**全般**【表示名】**パラジウム**【合成・天然】**天然**【毒性】**安全性の確認が不十分

【解説】金属のパラジウム。安全性の確認が、まだ十分行われていない。

パラフィン → *流動パラフィン*

パントテン酸Ca（カルシウム）

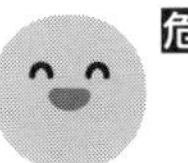

危険度 1

【用途】栄養強化剤**【主な使用食品】**調整粉乳、菓子など**【表示名】**パントテン酸Ca、パントテン酸カルシウム、または表示されない**【合成・天然】**合成**【毒性】**毒性はほとんど認められていない

【解説】パントテン酸はビタミンの一種で、それにCa（カルシウム）を結合させたものが、パントテン酸Ca。

動物実験では、毒性はほとんど認められておらず、その由来からも、安全性に問題はないと考えられる。

ヒアルロン酸

危険度 1

【用途】製造用剤**【主な使用食品】**全般**【表示名】**ヒアルロン酸、ムコ多糖**【合成・天然】**天然**【毒性】**安全性の確認が不十分

【解説】鶏冠より、温水、アルカリ性水溶液、もしくは酸性水溶液で抽出し、エチルアルコールで処理、あるいは酵素処理した後、エチルアルコールで処理し、精製してえられたもの。またはある細菌の培養液を除菌し、エチルアルコールで処理し、精製してえられたもの。成分は、ヒアルロン酸。

ヒアルロン酸は、高分子の多糖で、目の硝子体、皮膚、腱、筋肉、軟骨などに含まれていて、化粧品やサプリメントの成分として利用されている。国立研究開発法人の医薬基盤・健康・栄養研究所の「『健康食品』の安全性・有効性情報」によると、「(ヒアルロン酸の) 安全性については、適切に経口摂取すればおそらく安全である」という。

BHA

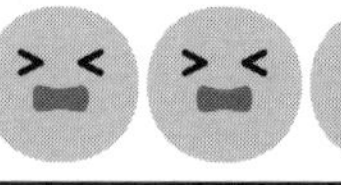

危険度 3

【用途】酸化防止剤**【主な使用食品】**にぼし、油脂、バター、魚介冷凍品、魚介塩蔵品など**【表示名】**BHA(用途名併記)**【合成・天然】**合成**【毒性】**発がん性がある

【解説】30年以上前、ラットを使った実験で、BHA(ブチルヒドロキシアニソール)が、前胃にがんを発生されることが確認された。そこで、当時の厚生省は、BHAの使用を禁止しようとした。ところが、欧米の国々からクレームが来た。それらの国々では、多くの食品にBHAが使われていて、日本が使用禁止にすると、国内

で不安と動揺が広がるというのだ。

外圧に弱い日本政府はそれを受け入れ、禁止の方針を変えた。しかし、発がん性のあることがわかった以上、以前と同様に使用を認めるわけにはいかなかった。そこで、「パーム原料油」と「パーム核原料油」に限定し、「BHAを含有するものであってはならない」という条件をつけた。そのため、BHAが使用されることはほとんどなくなった。

ところが、1999年4月、これらの条件が突然撤廃された。その理由は、「人間には前胃がなく、がんを起こすかは不明」というもの。その結果、油脂やバター、魚介冷凍品や魚介塩蔵品などの水産加工品に使えるようになり、残ってもかまわないことになった。しかし、前胃であっても、BHAががんを発生させたことに変わりはない。

BHT

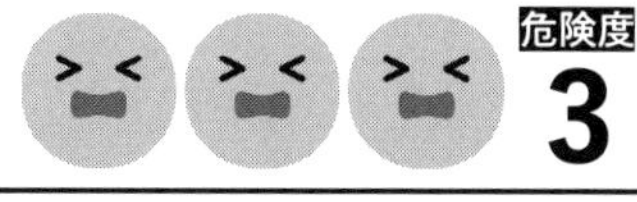

【用途】酸化防止剤**【主な使用食品】**油脂、バター、魚介乾製品、魚介冷凍品など**【表示名】**BHT（用途名併記）**【合成・天然】**合成**【毒性】**発がん性の疑いが強い

【解説】BHT（ジブチルヒドロキシトルエン）は、動物実験で肝臓にがんを発生させることがわかったが、別の実験では、がんが発生しなかったため、今でも使用が認められている。しかし、発がん性の疑いが強いといえる。

BHTは、リップステックや化粧品、ボディシャンプーなどにも使われているので、その点も注意。

あ
か
さ
た
な
ひ
ま
や
ら
わ

ピーカンナッツ色素 → *ペカンナッツ色素*

ピーチガム → *モモ樹脂*

ビートレッド

【用途】着色料（赤く着色する）**【主な使用食品】**和洋菓子、冷菓、氷菓など**【表示名】**ビートレッド、アカビート色素、アカビート、野菜色素（用途名併記）**【合成・天然】**天然**【毒性】**毒性はほとんどないと考えられる

【解説】ビート（西洋赤蕪）の根茎より、搾汁したもの。または水、酸性水溶液、もしくはエチルアルコールで抽出してえられたもの。

動物実験では、毒性は認められていない。その由来からも、毒性はほとんどないと考えられる。

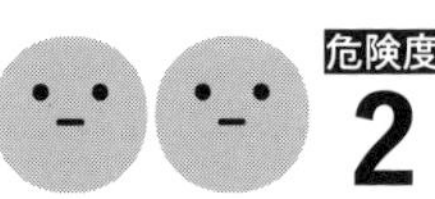

微結晶セルロース

【用途】製造用剤**【主な使用食品】**全般**【表示名】**微結晶セルロース、結晶セルロース、セルロース**【合成・天然】**天然**【毒性】**安全性の確認が不十分

【解説】パルプを鉱酸で分解し、非結晶領域を除いてえられたもので、主成分は結晶セルロース。

安全性の確認が、まだ十分行われていない。

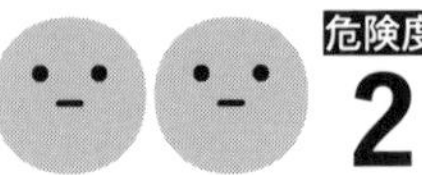

微小繊維状セルロース

あ か さ た な ひ ま や ら わ

【用途】増粘安定剤**【主な使用食品】**全般**【表示名】**微小繊維状セルロース、セルロース（用途名併記）**【合成・天然】**天然**【毒性】**安全性の確認が不十分

【解説】パルプまたは綿を均質化処理し、微小繊維状にしてえられたもの。主成分は、セルロース。

安全性の確認が、まだ十分行われていない。

ビタミンE

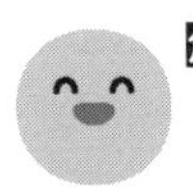

危険度 1

【用途】酸化防止剤（油の酸化を防止する）**【主な使用食品】**インスタントラーメン、カップラーメン、にぼし、マーガリン、食用油、ラード、冷凍フライ、スナック菓子など**【表示名】**ビタミンE、V.E（用途名併記）**【合成・天然】**合成**【毒性】**毒性はほとんどない

【解説】ビタミンEの化学名は、dl－α（アルファ）－トコフェロール。いろいろな植物に含まれているが、今は人工的に合成されていて、医薬品にも使われている。添加物として使う場合は、「酸化防止の目的以外に使用してはならない」という条件がある。

ビタミンEの急性毒性はきわめて低く、ほとんど無害。ラットに長期間口からあたえても、異常は見られなかった。人間に1日に1gを1か月間口からあたえても、副作用があらわれなかったという報告がある。

ビタミンA

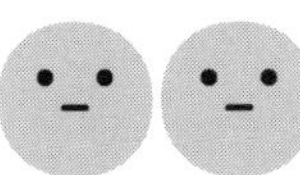

危険度 2

【用途】強化剤**【主な使用食品】**みそ、マーガリン、魚肉ハム・ソーセージ、強化牛乳、乳製品、小麦粉、めん、乳幼児食、スープの素、

あ
か
さ
た
な
ひ
ま
や
ら
わ

カレー粉、チョコレートなど**【表示名】**ビタミンA、V．A、レチノール**【合成・天然】**合成**【毒性】**過剰に摂取すると問題

【解説】ビタミンAは不可欠な栄養素で、欠乏すると夜盲症を発病する。ただし、とりすぎると、ビタミンA過剰症を起こすので注意が必要。これは乳幼児に多く、吐乳、下痢、けいれんなどが主な症状。ちなみに、肝油にはビタミンAが多く含まれるが、1日摂取量が制限されている。

ビタミンC

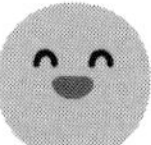

危険度 1

【用途】酸化防止剤**【主な使用食品】**お茶飲料、清涼飲料水、ジャム、キャンディ、ハム、ウインナーソーセージ、パン、漬け物など**【表示名】**ビタミンC、V．C（用途名併記）**【合成・天然】**合成**【毒性】**毒性はほとんどない

【解説】ビタミンCは、多くの果物や野菜に含まれる。化学名は、L－アスコルビン酸。ビタミンCは天然成分だが、化学構造がわかっていて、人工的に合成されている。

ビタミンCの急性毒性はきわめて弱く、慢性毒性も認められていない。大人が1日に1gを3か月間とり続けても、異常は見られなかった。

ビタミンCが酸化防止剤として使われた時には、「酸化防止剤（ビタミンC）」と表示される。しかし、栄養強化剤としても使われることがあり、その場合は、表示免除、あるいはビタミンCと表示される。お茶飲料には、「ビタミンC」という表示があるが、酸化防止剤と栄養強化剤の両方を兼ねている。

「ビタミンC」という表示がある場合、ふつうL－アスコルビン酸が使われるが、ほかにL－アスコルビン酸ステアリン酸エステ

ル、L－アスコルビン酸ナトリウム、L－アスコルビン酸パルミチン酸エステル、L－アスコルビン酸カルシウム、L－アスコルビン酸2－グルコシドが使われることがある。これらも、「ビタミンC」という表示が認められているからだ。それらについては、各項を参照していただきたい。

ビタミンB_1

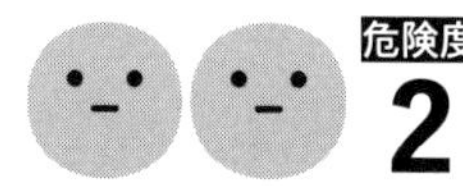

【用途】栄養強化剤**【主な使用食品】**カップラーメン、インスタントラーメン、梅干しなど**【表示名】**ビタミンB_1、V. B_1**【合成・天然】**合成**【毒性】**全部で6種類あり、安全性に違いがある

【解説】ビタミンB_1は、チアミンといわれる。チアミンは化学的に合成されているが、工業的に製造されているのは、チアミン塩酸塩である。これが、添加物のビタミンB_1として使われている。さらに、チアミン塩酸塩をもとにチアミン硝酸塩、チアミンセチル硫酸塩、チアミンチオシアン酸塩、チアミンナフタレン－1，5－ジスルホン酸塩、チアミンラウリル硫酸塩が化学的に合成されており、これらもビタミンB_1として使われている。

マウスに対して、チアミン塩酸塩を大量に（体重1kg当たり10g）あたえた実験では、2日後に体重が8～13％減少し、40～60％が呼吸促進、けいれんを起こし、呼吸停止により死亡した。なお、この投与量は、体重が50kgの人間に単純換算すると、500gという大量になる。

ラットに対して、チアミン塩酸塩を大量に（1日に体重1kg当たり2g）あたえた実験では、体重が急激に減少し、4～5日目に5匹中3匹が死亡した。解剖すると、肝臓、脾臓、腎臓の腫大（しゅだい）が認められた。この投与量は、同様に換算すると100gとなる。

あ
か
さ
た
な
ひ
ま
や
ら
わ

チアミン塩酸塩をえさに混ぜて（最高で0.1%）ラットに6か月間食べさせた実験では、体重、臓器重量について、対照群との間に有意な差は見られず、解剖や病理学的検索でも有意な差は見られなかった。

これらの実験結果から、チアミン塩酸塩を大量に動物に投与すると害が発生するが、少量では害は見られないということになる。

チアミン硝酸塩、チアミンセチル硫酸塩、チアミンラウリル硫酸塩の毒性は、動物実験の結果などからチアミン塩酸塩と同程度と考えられる。チアミン－ナフタレン1，5－ジスルホン酸塩の毒性は、動物実験の結果からチアミン塩酸塩よりやや弱いと考えられる。

チアミンチオシアン酸塩は、動物実験のデータが少なく、比較ができない。

なお、これらの6種類のいずれが使われても「ビタミンB_1」という表示になるので、消費者にはどれが使われているのかわからない。

ビタミンB_2

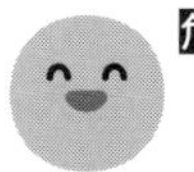

危険度
1

【用途】着色料（黄色に着色する）、栄養強化剤**【主な使用食品】**みそ、栄養ドリンク、清涼飲料水、粉末インスタント食品、焼き菓子など**【表示名】**ビタミンB_2、V．B_2（着色料の時は用途名併記）
【合成・天然】合成**【毒性】**毒性はほとんどない
【解説】ビタミンB_2は、リボフラビンともいう。もともと食品に含まれるビタミンB_2を、化学的に合成したもの。

動物実験では、毒性は認められておらず、安全性に問題はない。栄養ドリンクの「オロナミンC」（大塚製薬）や「タフマン」（ヤクルト）などの黄色い色は、ビタミンB_2によるものである。

ヒドロキシプロピルメチルセルロース

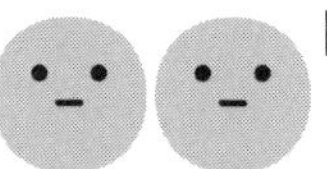

危険度 **2**

【用途】製造用剤（カプセル剤および錠剤の製造に使われる）**【主な使用食品】**特定保健用食品、機能性表示食品など**【表示名】**HPMC、ヒドロキシプロピルメチルセルロース**【合成・天然】**合成

【毒性】消化器や血液への影響が心配

【解説】ヒドロキシプロピルメチルセルロースをえさに混ぜて、ラットに90〜91日間食べさせた実験では、成長抑制が見られ、赤血球数の低下が見られた。また、25人の男女にヒドロキシプロピルメチルセルロースを経口投与したところ、緩下（かんげ）作用（便が緩くなること）や便秘が認められた。

ヒノキチオール → ツヤプリシン

ピペロニルブトキシド

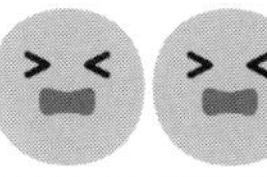

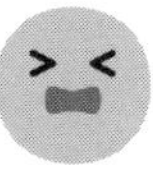

危険度 **3**

【用途】防虫剤（コクゾウムシなどの害虫を殺す）**【主な使用食品】**穀類など**【表示名】**ピペロニルブトキシド**【合成・天然】**合成**【毒性】**発がん性や催奇形性（さいきけいせい）がある

【解説】穀類に発生するコクゾウムシなどの殺虫に使われる。その点では、農薬と変わりなく、毒性が強い。

　ピペロニルブトキシドをえさに混ぜて、マウスに20日間食べさせた実験では、肝臓障害の際に増えるγ（ガンマ）－GTP値が上昇し、肝細胞の壊死や腫大が見られた。また、ピペロニルブトキシドを含むえさをラットに2年間食べさせた実験では、81%という高い割合で肝細胞がんが発生した。

妊娠ラットに大量にあたえた実験では、指の癒合や指の数の増加が見られ、催奇形性が認められた。

ピペロニルブトキシドは、業務用として使われているものとみられる。

ヒマワリ種子 → *ヒマワリ種子抽出物*

ヒマワリ種子抽出物

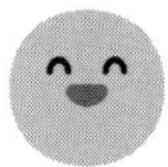

【用途】酸化防止剤**【主な使用食品】**油脂、バターなど**【表示名】**ヒマワリ種子、ヒマワリ種子抽出物（用途名併記）**【合成・天然】**天然**【毒性】**毒性はほとんどないと考えられる

【解説】ヒマワリの種子または搾油粕（種子から搾った油）より、熱水、またはエチルアルコールで抽出してえられたもの。ヒマワリの種子は、食用や食用油の原料として利用されている。

その由来から、毒性はほとんどないと考えられる。

ヒマワリレシチン

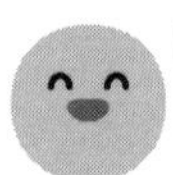

【用途】乳化剤**【主な使用食品】**マーガリン、チョコレート、アイスクリーム、パン、ビスケットなど**【表示名】**ヒマワリレシチン、レシチン**【合成・天然】**天然**【毒性】**

【解説】 ヒマワリレシチンは、ヒマワリの種子からえられたレシチン。

ヒマワリの種子は食用として利用されており、それに含まれる成分なので、安全性に問題はない。

漂白剤

【解説】 食品を白く、漂白する。どの添加物も毒性か強い。使用した添加物の名称に「漂白剤」という用途名を併記。ただし、亜塩素酸ナトリウムと過酸化水素は「最終食品の完成前に分解または除去すること」という使用条件があり、食品に残らないという理由で表示免除になっている。

また、この2品目以外は、ワインに酸化防止剤として使われることがあり、その場合は、「酸化防止剤（亜硫酸塩）」という表示になる。漂白剤は合成系のみで、次のとおり。

●合成系

亜塩素酸ナトリウム／亜硫酸ナトリウム／過酸化水素／次亜硫酸ナトリウム／二酸化硫黄／ピロ亜硫酸カリウム／ピロ亜硫酸ナトリウム

ピリメタニル

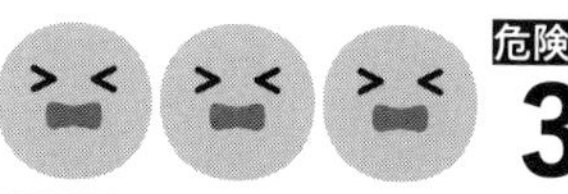

危険度 3

【用途】 防カビ剤 **【主な使用食品】** かんきつ類 **【表示名】** ピリメタニル（用途名併記） **【合成・天然】** 合成 **【毒性】** 農薬として使われていたもので、発がん性の疑いがある

【解説】 2013年に添加物としての使用が認可された。

ラットに対してピリメタニルを含むえさを2年間食べさせたところ、甲状腺に腫瘍の発生が認められた。つまり、発がん性の疑いがあるということ。

ひる石

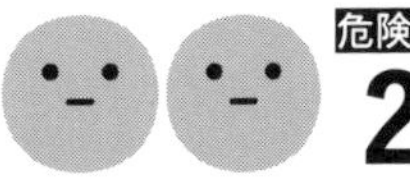

危険度 2

【用途】 製造用剤 **【主な使用食品】** 全般 **【表示名】** ひる石 **【合成・天然】** 天然 **【毒性】** 安全性の確認が不十分

【解説】 鉱床より採掘したひる石を1000℃で焼成し、洗浄した後、乾燥してえられたもので、主成分は、ケイ酸塩。

安全性の確認が、まだ十分行われていない。

ピロ亜硫酸K（カリウム）

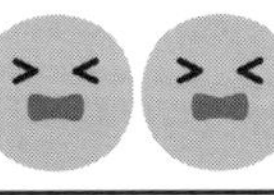

危険度 3

【用途】 漂白剤、酸化防止剤 **【主な使用食品】** かんぴょう、甘納豆、煮豆、乾燥果実（干しあんずなど）、エビ、キャンデッドチェリー、コンニャク粉、ワインなど **【表示名】** ピロ亜硫酸K、ピロ亜硫酸カリウム（用途名併記）、ワインには「酸化防止剤（亜硫酸塩）」と表示 **【合成・天然】** 合成 **【毒性】** ビタミンB_1の欠乏を起こす

【解説】 ピロ亜硫酸Naは、ビタミンB_1を欠乏させて、成長を悪くする心配がある。

毒性については、次項のピロ亜硫酸Na（ナトリウム）とほぼ同程度。

ピロ亜硫酸Na（ナトリウム）

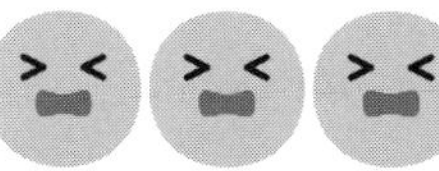

危険度 3

【用途】漂白剤、酸化防止剤**【主な使用食品】**かんぴょう、甘納豆、煮豆、乾燥果実（干しあんずなど）、エビ、キャンデッドチェリー、コンニャク粉、ワインなど**【表示名】**ピロ亜硫酸Na、ピロ亜硫酸ナトリウム（用途名併記）、ワインには、「酸化防止剤（亜硫酸塩）」と表示**【合成・天然】**合成**【毒性】**ビタミンB_1の欠乏を起こす

【解説】ピロ亜硫酸Naを含むえさで若いラットを育てた実験では、ビタミンB_1欠乏症を起こして成長が悪くなった。また、別の実験でも成長が悪くなり、これもビタミンB_1欠乏によるものと判断された。

これらの実験に使われたピロ亜硫酸Naの濃度は、かんぴょうや干しあんずなどに添加される濃度とそれほど変わらない。

ファーセレラン

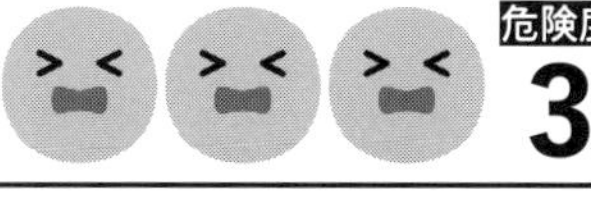

危険度 3

【用途】増粘安定剤**【主な使用食品】**プリン、ジャム、ゼリー冷菓、ホイップクリームなど**【表示名】**ファーセレラン（用途名併記）。ただし、ほかの天然の増粘安定剤（増粘多糖類）と一緒に使われると、「増粘多糖類」という表示でよい**【合成・天然】**天然**【毒性】**催奇形性（さいきけいせい）の疑いがある

【解説】ファーセレランは、ススカケベニ科フルセラリアという海藻から、お湯またはアルカリ性水溶液で抽出してえられたもの。

鶏卵の受精卵に投与した実験で、眼やあごに異常が見られた。

あ
か
さ
た
な
ふ
ま
や
ら
わ

ファフィア色素

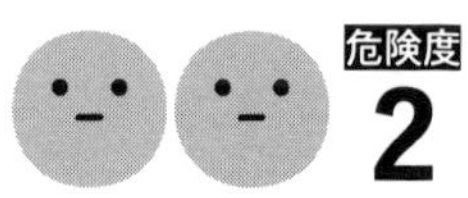

【用途】着色料（だいだい色、または赤色に着色する）**【主な使用食品】**全般**【表示名】**ファフィア色素、カロチノイド色素、カロテノイド色素、カロチノイド、カロテノイド（用途名併記）**【合成・天然】**天然**【毒性】**安全性の確認が不十分

【解説】酵母の培養液より、アセトン、エチルアルコール、ヘキサンなどで抽出し、溶剤を除去してえられたもの。

安全性の確認が不十分で、その作業が行われている。

Ｖ．Ｅ → *ビタミンE、ミックストコフェロール*

Ｖ．Ａ → *ビタミンA*

Ｖ．Ｃ → *ビタミンC*

フィチン→*フィチン(抽出物)*

フィチン（抽出物）

【用途】製造用剤**【主な使用食品】**全般**【表示名】**フィチン**【合成・天然】**天然**【毒性】**毒性はほとんどないと考えられる

【解説】米ぬかまたはトウモロコシの種子より、水で抽出してえられたもの。

その由来から、毒性はほとんどないと考えられる。

Ｖ．B_1 → *ビタミンB_1*

V．B_2 → *ビタミンB_2*

フェルラ酸

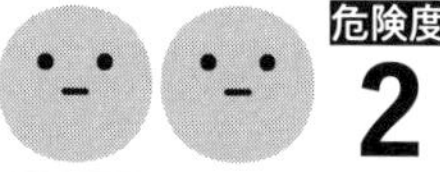
危険度 2

【用途】酸化防止剤【主な使用食品】全般【表示名】フェルラ酸（用途名併記）【合成・天然】天然【毒性】脱毛や肝細胞への影響が心配

【解説】米ぬか油を弱アルカリ性下で、エチルアルコールおよびヘキサンで処理した後、エチルアルコールに含まれるγ（ガンマ）－オリザノールを、加圧下で加熱した硫酸で分解し、精製してえられたもの。成分は、フェルラ酸。

フェルラ酸をえさに混ぜて、ラットに90日間あたえた実験では、脱毛、血小板の減少、コレステロールの増加、肝細胞肥大などが認められた。一方、フェルラ酸をえさに混ぜて、ラットに2年間あたえた発がん性試験では、発がん性は認められなかった。

フェロシアン化K（カリウム） → *フェロシアン化物*

フェロシアン化Ca（カルシウム） → *フェロシアン化物*

フェロシアン化Na（ナトリウム） → *フェロシアン化物*

フェロシアン化物

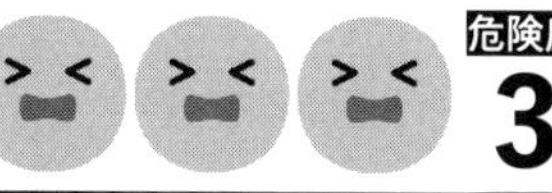
危険度 3

【用途】固結防止剤（食塩が固まるのを防ぐ）【主な使用食品】食塩【表示名】フェロシアン化物、フェロシアン化K、フェロシアン化Na、フェロシアン化Ca、フェロシアン化カリウム、フェロシアン

化ナトリウム、フェロシアン化カルシウム**【合成・天然】**合成**【毒性】**猛毒物質に化学構造が似ている

【解説】フェロシアン化物には、フェロシアン化K（カリウム）、フェロシアン化Na（ナトリウム）、フェロシアン化Ca（カルシウム）がある。

2002年夏、海外から輸入された食塩に、添加物として認可されていないフェロシアン化物が使われていることがわかった。しかし、厚生労働省は、その製品を回収させようとはしなかった。食塩が多くの食品に使われていることから、フェロシアン化物入りの食塩が相当量流通している可能性があり、回収などを行うと市場が混乱するとして、スピード審査のうえに8月1日に使用を認可した。フェロシアン化物は、国際的に安全性が確認されていて、海外ではその使用が定着しているというのが、認可の理由であった。

しかし、シアン化合物は一般に毒性が強く、シアン化カリウム（青酸カリ）やシアン化ナトリウムは、猛毒として知られている。フェロシアン化物は、こうした猛毒のシアン化合物には容易に変化しないとされるが、条件によっては、変化する可能性もある。しかも、フェロシアン化物については、慢性毒性、発がん性、催奇形性、遺伝への影響に関するデータがない。こうした化学物質を、添加物として認めるべきではないだろう。

フクロノリ多糖類 → *フクロノリ抽出物*

フクロノリ抽出物

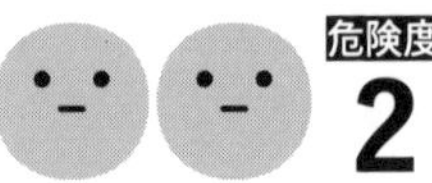

【用途】増粘安定剤**【主な使用食品】**全般**【表示名】**フクロノリ抽出物、フクロノリ多糖類（用途名併記）。ただし、ほかの天然の増粘安定剤（増粘多糖類）と一緒に使われると、「増粘多糖類」という表示でよい**【合成・天然】**天然**【毒性】**肝臓への影響が心配される

【解説】フノリ科フクロノリの全藻より、熱水でえられた多糖類。

ラットに、フクロノリ抽出物を含むえさを90日間食べさせた実験で、肝臓障害の際に増えるGPT（ALT）が上昇した。

ブチルパラベン→*パラオキシ安息香酸*（あんそくこうさん）

ブチルヒドロキシアニソール→*BHA*

ブドウ果皮色素

危険度 1

【用途】着色料（赤色または赤紫色に着色する）**【主な使用食品】**ゼリー、清涼飲料水、ガム、ワイン、ジャム、アイスクリームなど**【表示名】**ブドウ果皮色素、ブドウ色素、アントシアニン色素、アントシアニン、エノシアニン（用途名併記）**【合成・天然】**天然**【毒性】**毒性はほとんどないと考えられる

【解説】ブドウの果皮より、水で抽出してえられたもの。主色素は、アントシアニン。

その由来から、毒性はほとんどないと考えられる。

ブドウ果皮抽出物

危険度 1

【用途】製造用剤**【主な使用食品】**全般**【表示名】**ブドウ果皮抽出物
【合成・天然】天然**【毒性】**毒性はほとんどないと考えられる
【解説】ブドウの果皮の搾りかすより、エチルアルコールで抽出してえられたもので、主成分は、ポリフェノール。
その由来から、毒性はほとんどないと考えられる。

ブドウ色素 → *ブドウ果皮色素*

ブドウ種子抽出物

【用途】酸化防止剤**【主な使用食品】**全般**【表示名】**ブドウ種子抽出物、プロアントシアニン（用途名併記）**【合成・天然】**天然**【毒性】**毒性はほとんどないと考えられる
【解説】ブドウの種子より、熱水、または加温したエチルアルコール、アセトンで抽出してえられたもの。あるいはこの抽出物を、酵母を用いて発酵処理したものよりえられたもの。あるいは酵素によって分解処理したものよりえられたもの。
その由来から、毒性はほとんどないと考えられる。

ブドウ糖多糖 → *カードラン、デキストラン*
ブラジルカンゾウ → *ブラジルカンゾウ抽出物*

ブラジルカンゾウ抽出物

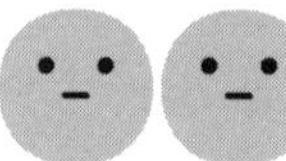

【用途】甘味料**【主な使用食品】**全般**【表示名】**ブラジルカンゾウ抽出物、ブラジルカンゾウ、ペリアンドリン（用途名併記）**【合成・天然】**天然**【毒性】**安全性の確認が不十分

【解説】マメ科ブラジルカンゾウの根より、水で抽出してえられたもの。ブラジルカンゾウは、一般のカンゾウ（甘草）と成分が違う。

安全性の確認が、まだ不十分といえよう。

フラボノイド → *シタン色素、タマリンド色素、ペカンナッツ色素、ベニバナ赤色素、ベニバナ黄色素、ルチン(抽出物)*

フラボノイド色素 → *カカオ色素、カキ色素、コウリャン色素、シアナット色素、シタン色素、タマリンド色素、ペカンナッツ色素、ベニバナ赤色素、ベニバナ黄色素*

フルジオキソニル

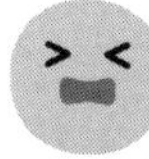

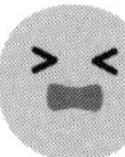

危険度 3

【用途】防カビ剤**【主な使用食品】**かんきつ類**【表示名】**フルジオキソニル（用途名併記）**【合成・天然】**合成**【毒性】**農薬として使われていたもので、発がん性の疑いがある

【解説】2011年に添加物としての使用が認可された。糸状菌に対して制菌作用があるため、防カビ剤としても使用が認められたのだ。

しかし、マウスに対してフルジオキソニルを含むえさを18か月間食べさせた実験では、けいれんが高い頻度で発生し、リンパ腫の発生率が増加した。

あ
か
さ
た
な
ふ
ま
や
ら
わ

プルラン

危険度 1

【用途】 増粘安定剤 **【主な使用食品】** 全般 **【表示名】** プルラン（用途名併記）。ただし、ほかの天然の増粘安定剤（増粘多糖類）と一緒に使われると、「増粘多糖類」という表示でよい **【合成・天然】** 天然 **【毒性】** 毒性は認められていない

【解説】 黒酵母の培養液より、分離してえられた多糖類。

健康な成人男性13人に、プルランを１日10g、14日間摂取させた後、血液生化学検査をしたところ、検査値の変化は認められなかった。動物実験では、毒性はほとんど認められていない。変異原性は認められていない。

プロアントシアニン → *ブドウ種子抽出物*

プロタミン→*しらこたん白*

プロピオン酸

危険度 2

【用途】 保存料 **【主な使用食品】** チーズ、パン、洋菓子 **【表示名】** プロピオン酸（用途名併記） **【合成・天然】** 合成 **【毒性】** 保存料の中では毒性が弱い

【解説】 プロピオン酸は、発酵の際にできる酸で、みそやしょうゆ、チーズなどにも微量含まれている。工業的には、石油製品を原料に生産されている。

プロピオン酸やその化合物は毒性が低いと一般に認められている。ただし、実際にはほとんど使われていないようである。

プロピオン酸Ca（カルシウム）

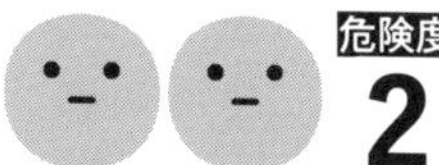

危険度 2

【用途】保存料【主な使用食品】チーズ、パン、洋菓子【表示名】プロピオン酸Ca、プロピオン酸カルシウム（用途名併記）【合成・天然】合成【毒性】保存料の中では毒性が弱い

【解説】プロピオン酸にCa（カルシウム）を結合させたものが、プロピオン酸Ca。

プロピオン酸やその化合物は毒性が低いと一般に認められている。ただし、実際にはほとんど使われていないようである。

プロピオン酸Na（ナトリウム）

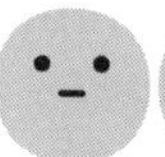
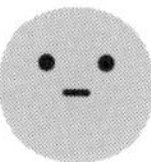

危険度 2

【用途】保存料【主な使用食品】チーズ、パン、洋菓子【表示名】プロピオン酸Na、プロピオン酸ナトリウム（用途名併記）【合成・天然】合成【毒性】保存料の中では毒性が弱い

【解説】プロピオン酸にNa（ナトリウム）を結合させたものが、プロピオン酸Na。

動物実験では、毒性はほとんど認められていない。ただし、実際にはほとんど使われていないようである。

プロピコナゾール

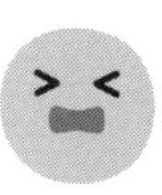
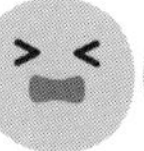
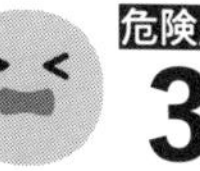

危険度 3

【用途】防カビ剤【主な使用食品】かんきつ類【表示名】プロピコナゾール（用途名併記）【合成・天然】合成【毒性】農薬として使われていたもので、発がん性の疑いがある

【解説】 2018年に添加物としての使用が認可された。

マウス50匹に対して、プロピコナゾールを含むえさを18か月間食べさせたところ、12匹に肝細胞腫瘍が認められた。つまり、発がん性の疑いがあるといえる。

プロピルパラベン → *パラオキシ安息香酸（あんそくこうさん）*

プロピレングリコール

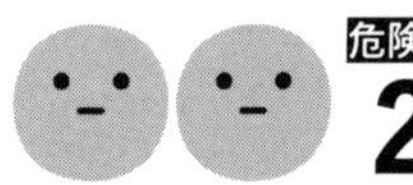

【用途】 製造用剤 **【主な使用食品】** 生めん、イカ・タコのくん製など **【表示名】** プロピレングリコール **【合成・天然】** 合成 **【毒性】** 大量に摂取（せっしゅ）すると悪影響が出る心配がある。

【解説】 生めんなどに、保湿や保存の目的で使われている。

自然界には存在しない化学合成物質だが、脂肪を構成するグリセリンと化学構造が似ている。グリセリンは安全性に問題はない。

プロピレングリコールをえさに混ぜて、ラットに2年間あたえた実験では、異常は見られなかった。またマウスやラットに大量に経口投与した実験では、ふるえや中枢の興奮が一過性にあらわれてから抑制に移行するが、臓器のうっ血を起こした。染色体異常試験は陰性。

プロポリス抽出物

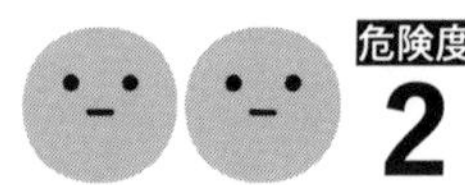

【用途】 酸化防止剤 **【主な使用食品】** 全般 **【表示名】** プロポリス抽出物（用途名併記）**【合成・天然】** 天然 **【毒性】** 変異原性の心配がある

【解説】 ミツバチの巣より、エチルアルコールで抽出してえられたもの。

プロポリスは、健康食品として利用されているが、副作用として、下痢や体が赤くなる、肝臓障害などを起こすとの指摘がある。

プロポリス抽出物をえさに混ぜて、ラットにあたえた実験では、血液学的検査および病理学的検査で、異常は認められなかった。突然変異性試験と染色体異常試験はどちらも陽性。マウス小核試験は陰性。

分解ペクチン → *ペクチン分解物*

粉末セルロース

危険度 **2**

【用途】 製造用剤 **【主な使用食品】** 全般 **【表示名】** 粉末セルロース、セルロース **【合成・天然】** 天然 **【毒性】** 安全性の確認が不十分

【解説】 パルプ繊維を分解したもの、または短繊維を分解してえられたセルロース。

安全性の確認が、まだ十分行われていない。

ベーキングパウダー

【解説】 ベーキングパウダーは、添加物というわけではなく、添加物を原材料とした商品ということになる。家庭や食品メーカーでも、ケーキや蒸しパンなどを作る際に使われる。

市販されているベーキングパウダーは、メーカーによって違う

が、おおよそ炭酸水素ナトリウム（重曹）をメインに、ミョウバン（焼ミョウバン）、リン酸二水素カルシウム、リン酸二水素ナトリウム、L－酒石酸水素カリウム、リン酸一水素カルシウム、さらに小麦粉デンプンまたはコーンスターチを混ぜ合わせたもの。小麦粉デンプンとコーンスターチは食品に分類され、それ以外は、添加物の膨張剤である。

毒性の強い添加物は見当たらないが、「まったく安全」ともいえない。人によっては、口に違和感を感じたり、胃が刺激されたりすることもあると考えられる。

なお、一括名の「膨張剤」は、別名として「ベーキングパウダー」という表示が認められている。そのため、原材料名で添加物を表示している箇所に、「ベーキングパウダー」とある場合、それは「膨張剤」を意味する。

β（ベータ）－アポ－8－カロテナール

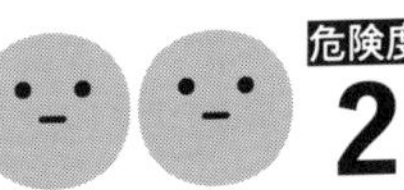

【用途】 着色料（だいだい色に着色する）**【主な使用食品】** 果汁飲料、清涼飲料水、アイスクリーム、菓子類、チーズ、バターなど **【表示名】** アポカロテナール、アポカロテナール色素、カロチノイド、カロチノイド色素、カロテノイド、カロテノイド色素（用途名併記）

【合成・天然】 合成 **【毒性】** 肝障害を悪化させる心配がある

【解説】 人間の網膜細胞を使った実験で、β－アポ－8－カロテナールがDNAを切断したとの報告がある。細菌を使った突然変異試験で、陽性が認められたという報告がある。β－アポ－8－カロテナールをえさに混ぜて、ラットに12週間あたえた実験で、肝障害の悪化が認められた。

β－カロチン

ベータ

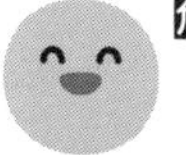

危険度 1

【用途】着色料（オレンジ色に着色する）【主な使用食品】果汁飲料、清涼飲料水、アイスクリーム、菓子類、チーズ、バターなど【表示名】β－カロチン、β－カロテン、カロチン色素、カロテン色素、カロチノイド色素、カロテノイド色素、カロチン、カロテン、カロチノイド、カロテノイド（用途名併記）【合成・天然】合成【毒性】毒性はほとんどないと考えられる

【解説】β－カロチンは、ニンジン、トウガラシ、みかんなどに多く含まれるオレンジ色の色素成分で、卵黄や血液、乳などにも含まれている。ニンジンから分離されたのは、1831年と古く、のちに化学的に合成されるようになった。

β－カロチンの急性毒性はきわめて弱く、慢性毒性も認められていない。人間にβ－カロチンを毎日60mg、6か月間口からあたえたところ、1か月後に血液中にカロチンの量が増えたが、ビタミンA（β－カロチンは体内でビタミンAに変化する）の量が変化することはなく、ビタミンA過剰症になることはなかった。

ベータ
β－カロテン→*β－カロチン*

pH調整剤

ペーハー

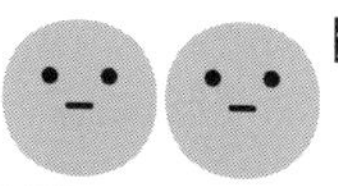

危険度 2

【用途】一括名（用途は、酸性度やアルカリ度を調整する、保存性を高める）【主な使用食品】全般【表示名】pH調整剤【合成・天然】合成【毒性】毒性の強いものは含まれない

あ か さ た な へ ま や ら わ

【解説】pH 調整剤は、次のとおり。

アジピン酸／L－酒石酸／L－酒石酸水素カリウム／L－酒石酸ナトリウム／クエン酸／クエン酸三ナトリウム／グルコノデルタラクトン／グルコン酸／グルコン酸カリウム／グルコン酸ナトリウム／コハク酸／コハク酸一ナトリウム／コハク酸二ナトリウム／酢酸ナトリウム／炭酸カリウム（無水）／炭酸水素ナトリウム／炭酸ナトリウム／DL－酒石酸／DL－酒石酸水素カリウム／DL－酒石酸ナトリウム／DL－リンゴ酸／DL－リンゴ酸ナトリウム／二酸化炭素／乳酸／乳酸カリウム／乳酸ナトリウム／氷酢酸／ピロリン酸二水素二ナトリウム／フマル酸／フマル酸一ナトリウム／リン酸／リン酸水素二カリウム／リン酸水素二ナトリウム／リン酸二水素カリウム／リン酸二水素ナトリウム

pH 調整剤は、クエン酸やコハク酸などの酸が多く、コンビニの弁当やおにぎり、パンなどには保存性を高める目的で使われることが多い。クエン酸や乳酸、リンゴ酸など、もともと食品に含まれる酸が多く、コハク酸などその他の酸も毒性が強いものは見当たらない。

また、酢酸ナトリウムやクエン酸三ナトリウムなど、食品に含まれる酸に、Na（ナトリウム）を結合したものが多い。これらもそれほど毒性はないが、Na をとることになるので、食塩をとりすぎている日本人には気になるところ。また、リン酸やリン酸水素二カリウムなど、リン酸を含むものが多いが、リン酸を多くとりすぎるとカルシウムの吸収が悪くなって、骨がもろくなる心配がある。

これらは、どれをいくつ使っても「pH 調整剤」という一括名しか表示されないので、消費者には何が使われているのかわからない。

ペカンナッツ色素

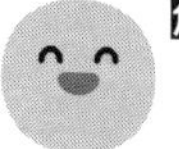

危険度 1

【用途】着色料（褐色に着色する）**【主な使用食品】**菓子、ガム、果実酒、ハム、ソーセージなど**【表示名】**ペカンナッツ色素、ピーカンナッツ色素、フラボノイド色素、フラボノイド（用途名併記）**【合成・天然】**天然**【毒性】**毒性はほとんどないと考えられる

【解説】クルミ科ピーカンの果皮または渋皮より、熱水もしくはエチルアルコールで抽出してえられたもの。あるいは加熱した酸性水溶液で抽出し、中和してえられたもの。主色素はフラボノイド。

ピーカンは、北米原産のクルミ科の高木で、その実は古くから食用に利用され、軽く煎って食べたり、クッキーやパイなどに使われている。ラットを使った実験で毒性は認められていない。

その由来からも、毒性はほとんどないと考えられる。

ペクチン

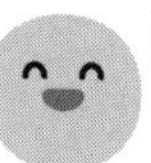

危険度 1

【用途】増粘安定剤**【主な使用食品】**ケーキ、アイスクリーム、ジャム、チョコレート、ジュース、ゼリーなど**【表示名】**ペクチン（用途名併記）。ただし、ほかの天然の増粘安定剤（増粘多糖類）と一緒に使われると、「増粘多糖類」という表示でよい**【合成・天然】**天然**【毒性】**毒性はほとんどないと考えられる

【解説】サトウダイコン、ヒマワリ、グレープフルーツ、ライム、レモン、リンゴなどより、熱水または酸性水溶液で抽出したものよりえられたもの。あるいはこれをアルカリ性水溶液または酵素で分解したものよりえられたもの。成分は、多糖類。

動物実験では、毒性はほとんど認められていない。その由来からも、毒性はほとんどないと考えられる。

ペクチン分解物

【用途】保存料**【主な使用食品】**イカ塩辛、めんつゆ、カスタードクリーム、漬け物など**【表示名】**ペクチン分解物、分解ペクチン（用途名併記）**【合成・天然】**天然**【毒性】**安全性の確認が不十分

【解説】ペクチンを酵素で分解してえられたもの。成分は、ガラクチュロン酸。突然変異性がある。

安全性の確認が、まだ十分とはいえない。

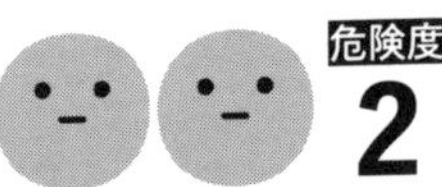

ヘゴ・イチョウ抽出物

【用途】酸化防止剤**【主な使用食品】**全般**【表示名】**ヘゴ・イチョウ抽出物（用途名併記）**【合成・天然】**天然**【毒性】**安全性の確認が不十分

【解説】ヘゴ科ヘゴおよびイチョウ科イチョウの葉を9：1の割合で混合し、熱水で抽出してえられたもの。ヘゴは、熱帯・亜熱帯地方に自生する木性シダの一種。

安全性の確認が不十分で、その確認作業が行われている。

ヘスペリジン

【用途】栄養強化剤（ポリフェノールの一種のヘスペリジンを強化する）**【主な使用食品】**全般**【表示名】**表示されない、またはヘス

ペリジン【合成・天然】天然【毒性】毒性はほとんどないと考えられる

【解説】かんきつ類の果皮や果汁、種子より、アルカリ性水溶液で抽出してえられたもの。

その由来から、毒性はほとんどないと考えられる。

紅麹 → *ベニコウジ黄色素、ベニコウジ色素*

ベニコウジ黄色素

危険度 1

【用途】着色料（黄色に着色する）【主な使用食品】赤飯、あん類、水産練り製品、畜産加工品、魚肉漬け物など【表示名】ベニコウジ黄色素、紅麹色素、モナスカス黄色素、紅麹、モナスカス（用途名併記）【合成・天然】天然【毒性】毒性は認められていない

【解説】ベニコウジカビの培養液を乾燥させ、粉砕したものより、弱塩酸酸性エチルアルコールで抽出してえられたもの。

急性毒性はきわめて弱く、ないといってもいい。ラットに90日間あたえた実験では、毒性は認められていない。突然変異性はない。

ベニコウジ色素

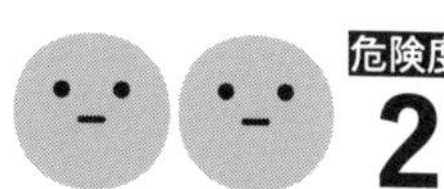

危険度 2

【用途】着色料（赤色に着色する）【主な使用食品】赤飯、あん類、水産練り製品、畜産加工品、魚肉漬け物など【表示名】ベニコウジ色素、モナスカス色素、紅麹、モナスカス（用途名併記）【合成・

天然】天然【毒性】腎臓への影響が心配

【解説】ベニコウジカビの菌体より、エチルアルコールまたはプロピレングリコールで抽出してえられたもの。

ベニコウジ色素をえさに混ぜて、ラットに13週間食べさせた実験で、腎臓の一部に壊死（えし）が見られた。突然変異性試験は陰性。ただし、大量に作用させると、陽性になった。染色体異常やDNA修復異常は認められない。マウス小核試験は陰性。

紅麹色素→*ベニコウジ黄色素*

紅花赤 → *ベニバナ赤色素*

ベニバナ赤色素

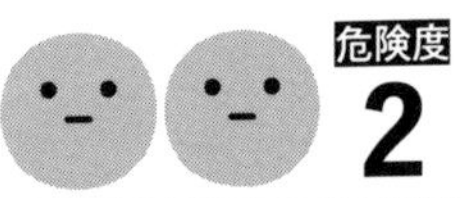

【用途】着色料（赤色に着色する）【主な使用食品】らくがんなど

【表示名】ベニバナ赤色素、紅花色素、フラボノイド色素、紅花赤、フラボノイド（用途名併記）【合成・天然】天然【毒性】腎臓や肝臓への影響が心配

【解説】紅花の花、またはこれを発酵、もしくは酵素処理したものより、黄色素を除去した後、弱アルカリ水溶液で抽出し、中和してえられたもの。

ベニバナ赤色素をえさに混ぜて、マウスに食べさせた実験では、腎臓や肝臓の重量が増加した。突然変異性があり、染色体異常を弱いながら起こす。マウス小核試験は陰性。

紅花黄 → *ベニバナ黄色素*

ベニバナ黄色素

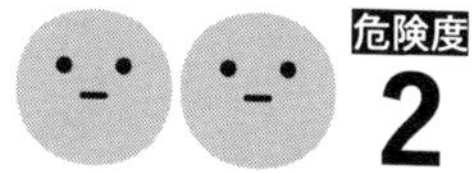

【用途】着色料（黄色に着色する）**【主な使用食品】**ヨーグルト、乳酸菌飲料、ガム、菓子類、めん類など**【表示名】**ベニバナ黄色素、紅花色素、フラボノイド色素、紅花黄、フラボノイド（用途名併記）**【合成・天然】**天然**【毒性】**安全性に問題がないとはいえない
【解説】紅花の花より、水で抽出してえられたもの。

マウスやラットを使った実験では、毒性は認められていない。染色体異常やDNA修復異常を起こすことはない。マウス小核試験も陰性。しかし、突然変異性がある。

紅花色素 → *ベニバナ赤色素、ベニバナ黄色素*

ヘマトコッカス藻色素

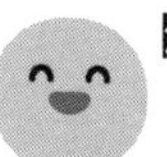

【用途】着色料（だいだい色または赤色に着色する）**【主な使用食品】**全般**【表示名】**ヘマトコッカス藻色素、カロチノイド色素、カロテノイド色素**【合成・天然】**天然**【毒性】**毒性は認められていない
【解説】植物性プランクトンの一種のヘマトコッカスの全藻を乾燥後、粉砕したもの。またはこれを二酸化炭素で抽出したもの。もしくはエチルアルコール、アセトン、ヘキサンなどで抽出し、溶剤を除去したもの。主色素は、アスタキサンチン。

ラットを使った実験では、毒性は認められていない。突然変異性はなく、染色体異常も起こさない。マウス小核試験は陰性。

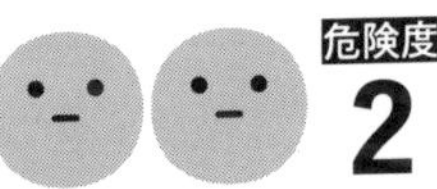

ベントナイト

【用途】製造用剤**【主な使用食品】**全般**【表示名】**ベントナイト**【合成・天然】**天然**【毒性】**安全性の確認が不十分

【解説】鉱床より採掘してえられたベントナイトを乾燥してえられたもので、主成分は、含水ケイ酸アルミニウム。

安全性の確認が、まだ十分に行われていない。

防カビ剤（防ばい剤）

【解説】防カビ剤は、用途名。かんきつ類やバナナのカビの発生や腐敗を防ぐ。どの添加物も、毒性が強い。使用した添加物の名称に「防カビ剤」または「防ばい剤」の用途名を併記。防カビ剤は、合成系のみで、次のとおり。

アゾキシストロビン／イマザリル／OPP（オルトフェニルフェノール）／OPP－Na（オルトフェニルフェノールナトリウム）／ジフェニル／TBZ（チアベンダゾール）／ピリメタニル／フルジオキソニル／プロピコナゾール

ホウセンカ抽出物

【用途】酸化防止剤**【主な使用食品】**全般**【表示名】**ホウセンカ抽出

物（用途名併記）**【合成・天然】**天然**【毒性】**動物実験で悪影響は認められず、変異原性もない

【解説】ホウセンカの全草より、エチルアルコールで抽出してえられたもの。

ホウセンカ抽出物を水に混ぜて、ラットに90日間自由に飲ませた実験で、死亡例はなく、体重、血液学的検査、病理組織学的検査などで異常は認められなかった。突然変異性試験、染色体異常試験、マウス小核試験はいずれも陰性。

膨張剤

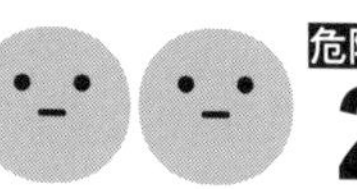

危険度 **2**

【用途】一括名（用途は、食品をふっくらとさせる）**【主な使用食品】**カステラ、ホットケーキ、菓子パン、クッキー、ビスケットなど

【表示名】膨張剤**【合成・天然】**合成**【毒性】**添加物によって違う

【解説】膨張剤として使われているのは、次のとおり。

アジピン酸／L－アスコルビン酸／L－酒石酸／L－酒石酸水素カリウム／塩化アンモニウム／クエン酸／クエン酸カルシウム／グルコノデルタラクトン／炭酸アンモニウム／炭酸カリウム（無水）／炭酸カルシウム／炭酸水素アンモニウム／炭酸水素ナトリウム／炭酸ナトリウム／炭酸マグネシウム／DL－酒石酸／DL－酒石酸水素カリウム／DL－リンゴ酸／DL－リンゴ酸ナトリウム／乳酸／乳酸カルシウム／ピロリン酸四カリウム／ピロリン酸四ナトリウム／ピロリン酸二水素カルシウム／ピロリン酸二水素二ナトリウム／フマル酸／フマル酸一ナトリウム／ポリリン酸カリウム／ポリリン酸ナトリウム／メタリン酸カリウム／メタリン酸ナトリウム／硫酸アルミニウムアンモニウム／硫酸アルミニ

ウムカリウム／硫酸カルシウム／リン酸一水素カルシウム／リン酸三カルシウム／リン酸水素二カリウム／リン酸水素二ナトリウム／リン酸二水素カリウム／リン酸二水素カルシウム／リン酸二水素ナトリウム

一番よく使われているのは、炭酸水素ナトリウム（重曹）。実際には、ベーキングパウダーとして使われていることが多いようだ。クエン酸や酒石酸などの酸が多く、またリン酸を含むものがひじょうに多い。リン酸をとりすぎると、カルシウムの吸収が悪くなり、骨がもろくなる心配がある。

５番目の塩化アンモニウムは毒性が強く、ウサギに２gを口からあたえたところ、２分後に死亡した。これは、イーストフードとしても使われている。炭酸ナトリウムは、人間が大量に飲むと、胃や腸の粘膜に傷がつくことがわかっている。膨張剤を使ったクッキーやカステラなどを食べると、口に違和感を覚え、胃部不快感を感じることがあるが、炭酸ナトリウムなどが原因しているのかもしれない。

ポリリン酸ナトリウムの場合、それを含むえさをラットに24週間食べさせた実験で、腎臓結石ができた。また、メタリン酸ナトリウムの場合、大量に含むえさをラットに１か月間食べさせた実験で、発育が悪くなり、腎臓の重さが増えて、尿細管に炎症が見られた。

しかし、どれをいくつ添加しても、「膨張剤」という一括名しか表示されないため、消費者には何が使われているのかわからない。

なお、膨張剤は、「ベーキングパウダー」または「ふくらし粉」と表示することも認められている。

防ばい剤→*防カビ剤(防ばい剤)*

ホースラディッシュ抽出物 → *セイヨウワサビ抽出物*

保存料

【解説】保存料は、用途名。食品の保存性を高める。添加物によって、毒性に違いがある。使用した添加物の名称に「保存料」と併記。合成と天然のものがある。

●合成系

安息香酸(あんそくこうさん)／安息香酸Na（ナトリウム）／ソルビン酸／ソルビン酸K（カリウム）／ソルビン酸Ca（カルシウム）／デヒドロ酢酸Na（ナトリウム）／ナイシン／パラオキシ安息香酸イソブチル／パラオキシ安息香酸イソプロピル／パラオキシ安息香酸エチル／パラオキシ安息香酸ブチル／パラオキシ安息香酸プロピル／プロピオン酸／プロピオン酸Ca（カルシウム）／プロピオン酸Na（ナトリウム）

このほか、漂白剤の亜硫酸ナトリウム、次亜硫酸ナトリウム、二酸化硫黄、ピロ亜硫酸カリウム、ピロ亜硫酸ナトリウムも、保存料として使われることがある。

●天然系

カワラヨモギ抽出物／しらこたん白／ツヤプリシン／ペクチン分解物／ポリリジン

ぼっしょくしさん
没食子酸

危険度 **2**

【用途】酸化防止剤**【主な使用食品】**全般**【表示名】**没食子酸（用途名併記）**【合成・天然】**天然**【毒性】**肝臓への影響が心配

【解説】ウルシ科ヌルデに発生する五倍子（ごばいし）（ヌルデシロアブラムシが若芽や若葉に寄生してできる虫こぶ）、ブナに発生する没食子（インクタマバチが寄生してできる球形の虫こぶ）より、水、エチルアルコール、または有機溶剤で抽出したタンニン、あるいはマメ科タラの実より、加温した水で抽出したタンニンを、アルカリまたは酵素で分解してえられたもの。

没食子酸をえさに混ぜて、ラットに1年間あたえた実験では、肝臓障害の際に増加するGPT（ALT）やγ（ガンマ）－GTP値が上昇した。染色体異常試験は陽性。突然変異性試験とマウス小核試験はどちらも陰性。

ぼっしょくしさん
没食子酸プロピル

危険度 **3**

【用途】酸化防止剤**【主な使用食品】**油脂、バター**【表示名】**没食子酸プロピル、没食子酸（用途名併記）**【合成・天然】**合成**【毒性】**腎臓などへの影響が心配

【解説】没食子酸プロピルをえさに混ぜてラットに1か月間食べさせた実験で、死亡率が40％増加し、死亡したラットの腎臓に損傷が認められた。また、染色体異常やDNA修復異常を起こす。これは、細胞のがん化と関係がある。

「没食子酸」と表示された場合、天然の没食子酸と見分けがつかない。

ポリアクリル酸Na（ナトリウム）

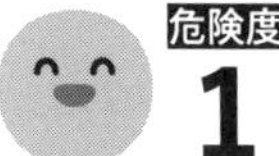
危険度 1

【用途】糊料（食感や風味を向上させる）**【主な使用食品】**パン、ケーキ、めん類、マカロニ、スパゲッティ、佃煮など**【表示名】**ポリアクリル酸Na、ポリアクリル酸ナトリウム（用途名併記）**【合成・天然】**合成**【毒性】**毒性はほとんど認められていない

【解説】急性毒性はほとんどない。ラットに投与した実験では、毒性は認められていない。ただし、大量に投与した実験では、体重の増え方が悪くなり、便が軟らかくなった。しかし、臓器に障害は認められなかった。

ポリグルタミン酸 → *納豆菌ガム*

ポリデキストロース

【解説】ポリデキストロースは、食物繊維の一種で、添加物ではなく、食品に分類されている。水溶性なので、「ファイブミニ」（大塚製薬）などの清涼飲料水や菓子などに使われている。

安全性に問題はない。

ポリリジン

危険度 3

【用途】保存料**【主な使用食品】**デンプン系の食品など**【表示名】**ポリリジン（用途名併記）**【合成・天然】**天然**【毒性】**慢性毒性がある

【解説】 ポリリジンの正式名は、ε（イプシロン）−ポリリジン。放線菌という細菌の培養液から、分離してえられたもの。

ラットに、ポリリジンを含むえさを3か月間食べさせた実験では、食べるえさの量が減って体重の増え方が悪くなり、血糖値や血中リン脂質が減り、肝臓や甲状腺の重量も減少し、さらに白血球の数も減った。別のラットに食べさせた実験でも、体重の増え方が悪くなった。

マクロホモプシスガム

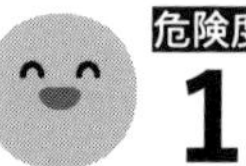

【用途】 増粘安定剤 **【主な使用食品】** 全般 **【表示名】** マクロホモプシスガム（用途名併記）。ただし、ほかの天然の増粘安定剤（増粘多糖類）と一緒に使われると、「増粘多糖類」という表示でよい
【合成・天然】 天然 **【毒性】** 動物実験で悪影響は見られず、変異原性もない
【解説】 不完全菌類の培養液より、分離してえられた多糖類。

マクロホモプシスガムをラットに90日間あたえた実験では、体重、血液学的検査、病理組織学所見などに異常は認められなかった。突然変異性試験、染色体異常試験、マウス小核試験はいずれも陰性。

マスタード抽出物 → *カラシ抽出物*

マリーゴールド → *マリーゴールド色素*

マリーゴールド色素

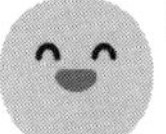

危険度 **1**

【用途】着色料（黄色に着色する）**【主な使用食品】**全般**【表示名】**マリーゴールド色素、カロチノイド色素、カロテノイド色素、マリーゴールド、カロチノイド、カロテノイド（用途名併記）**【合成・天然】**天然**【毒性】**毒性はほとんどないと考えられる

【解説】キク科マリーゴールドの花より、ヘキサンで抽出してえられたもの。主色素はキサントフィル。マリーゴールドの花は、ハーブティーとして利用されている。

その由来から、毒性はほとんどないと考えられる。

マンニット → *D−マンニトール*

マンニトール→ *D−マンニトール*

マンネンロウ抽出物 → *ローズマリー抽出物*

ミックストコフェロール

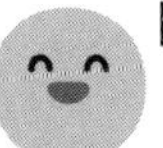

危険度 **1**

【用途】酸化防止剤、栄養強化剤（ビタミンEを強化する）**【主な使用食品】**油脂、バター、インスタントラーメンなど**【表示名】**ビタミンE、V．E、トコフェロール、ミックストコフェロール、ミックスV．E、抽出ビタミンE、抽出V．E（用途名併記）。栄養強化剤として使われた場合は、表示されないか、物質名のみ**【合成・天然】**天然**【毒性】**毒性はほとんどないと考えられる

【解説】ナタネ、トウモロコシ、大豆、綿実（めんじつ）、ヒマワリ、ゴマなどからえられた植物性油脂より、メチルアルコール、アセトン、ヘ

キサンなどで分離してえられたもの。主成分は、3種のトコフェロール。

その由来から、毒性はほとんどないと考えられる。

ミックスV．E→*ミックストコフェロール*

緑 3

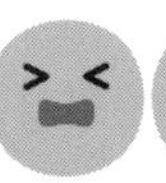

危険度 3

【用途】着色料（緑色に着色する）**【主な使用食品】**菓子類、清涼飲料水など**【表示名】**緑3、緑色3号（用途名併記）**【合成・天然】**合成**【毒性】**発がん性の疑いがある

【解説】緑3を溶かした液を動物に注射した実験で、76％という高い割合でがんが注射部位に発生している。ほかにも同じような実験が行われていて、その場合も筋肉や腹膜、肋骨にがんが発生して、肺に転移するケースもあった。かなり悪性のがんということだ。

この実験は、注射によるものなので、口から摂取した場合とは違うが、発がん性の疑いがあることは間違いない。

緑色3号→*緑3*

ミネラルオイルホワイト→*流動パラフィン*

ミョウバン

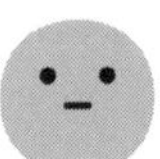
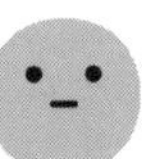
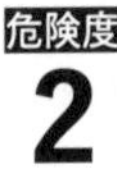

危険度 2

【用途】膨張剤（変色を防ぐ、生地を膨張させる、保存性を高める）**【主な使用食品】**生わさび、生がらし、生ウニ、漬け物など**【表示名】**ミョウバン、または一括名の膨張剤**【合成・天然】**合成**【毒性】**大量に摂取すると消化管に影響

【解説】ミョウバンの正式名は、硫酸アルミニウムカリウム。

人間がミョウバンを大量にとると、嘔吐や下痢、さらに消化管の炎症を起こす。

また、アルミニウムを含んでいるため、とりすぎるのはよくない。というのも、動物実験でアルミニウムをたくさん摂取すると、神経系に悪影響が出るほか、肝臓や腎臓に対する影響も心配されているからだ。JECFA（国連食糧農業機関と世界保健機関の合同食品添加物専門家会議）では、アルミニウムの暫定的許容量を１週間で体重１kg当たり２mgと定めている。

ムコ多糖 → *ヒアルロン酸*

ムタステイン → *アスペルギルステレウス糖たん白質*

ムラサキイモ → *ムラサキイモ色素、ムラサキヤマイモ色素*

ムラサキイモ色素

危険度 1

【用途】着色料（赤紫色に着色する）**【主な使用食品】**全般**【表示名】**ムラサキイモ色素、野菜色素、アントシアニン色素、ムラサキイモ、アントシアニン（用途名併記）**【合成・天然】**天然**【毒性】**毒性はほとんどないと考えられる

【解説】ムラサキイモより、乾燥、粉砕してえられたもの。もしくは弱酸性水溶液で抽出してえられたもの。ムラサキイモは食用と

して利用されている。
　その由来から、毒性はほとんどないと考えられる。

ムラサキコーン色素 → *ムラサキトウモロコシ色素*

ムラサキトウモロコシ色素

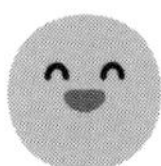
危険度 1

【用途】 着色料（赤色または赤紫色に着色する）**【主な使用食品】** 全般 **【表示名】** ムラサキトウモロコシ色素、ムラサキコーン色素、アントシアニン色素、アントシアニン（用途名併記）**【合成・天然】** 天然 **【毒性】** 毒性はほとんどないと考えられる

【解説】 トウモロコシの紫色の種子より、加熱した水、または弱酸性水溶液で抽出してえられたもの。
　その由来から、毒性はほとんどないと考えられる。

ムラサキヤマイモ色素

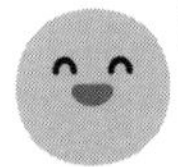
危険度 1

【用途】 着色料（赤紫色に着色する）**【主な使用食品】** 全般 **【表示名】** ムラサキヤマイモ色素、アントシアニン色素、野菜色素、ムラサキイモ、アントシアニン（用途名併記）**【合成・天然】** 天然 **【毒性】** 毒性はほとんどないと考えられる

【解説】 ヤマイモの紫色の根塊より、水または弱酸性水溶液で抽出してえられたもの。
　その由来から、毒性はほとんどないと考えられる。

メチルセルロース

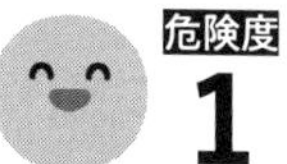
危険度 1

【用途】糊料（増粘剤）**【主な使用食品】**アイスクリーム、サラダドレッシング、パン、マヨネーズ、みかんの缶詰など**【表示名】**メチルセルロース（用途名併記）**【合成・天然】**合成**【毒性】**毒性はほとんど認められていない

【解説】パルプを水酸化ナトリウム溶液などで処理して、メチルセルロースを合成する。体内で消化されずに数倍の水分をとりこむので、アメリカでは、ダイエットのクラッカーやウェハースなどに使われている。

イヌに大量のメチルセルロースを1か月間あたえたが、副作用は認められなかった。人間に6gのメチルセルロースを240日間あたえたが、副作用は見られなかった。

メバロン酸

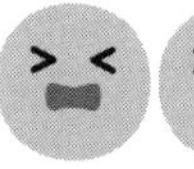
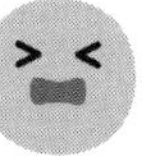
危険度 3

【用途】製造用剤**【主な使用食品】**全般**【表示名】**メバロン酸**【合成・天然】**天然**【毒性】**血液や肝臓への悪影響が心配

【解説】カゼイン由来のペプトンなどを主原料とする発酵培養液より、有機溶剤で抽出してえられたもので、成分はメバロン酸。

メバロン酸をえさに混ぜて、ラットに90日間食べさせた実験では、体重増加が抑制され、赤血球やヘモグロビンが減少し、貧血傾向が認められた。さらに、総コレステロールや中性脂肪の上昇、肝細胞の脂肪化と軽度な炎症が認められた。突然変異性はないが、染色体異常を起こす。マウス小核試験は陰性。

メラロイカ精油

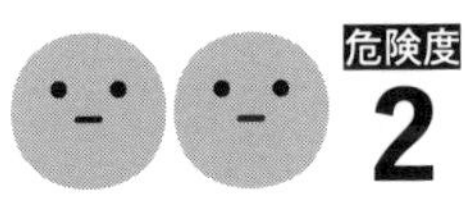

【用途】酸化防止剤**【主な使用食品】**全般**【表示名】**メラロイカ精油(用途名併記)**【合成・天然】**天然**【毒性】**安全性の確認が不十分

【解説】フトモモ科メラロイカの葉より、水蒸気蒸留でえられたもの。

安全性の確認が、まだ十分とはいえない。

モウソウチク乾留物

【用途】製造用剤**【主な使用食品】**全般**【表示名】**モウソウチク乾留物、竹(ちく)乾留物**【合成・天然】**天然**【毒性】**安全性の確認が不十分

【解説】モウソウチクの茎をチップ状にしたものを、減圧加熱下で乾留したものよりえられたもの。

安全性の確認が、まだ十分行われていない。

モウソウチク抽出物

【用途】製造用剤**【主な使用食品】**全般**【表示名】**モウソウチク抽出物**【合成・天然】**天然**【毒性】**毒性は認められていない

【解説】モウソウチクの茎の表皮を粉砕したものより、エタノールで抽出してえられたもの。

モウソウチク抽出物をえさに混ぜて、ラットに90日間食べさせた実験で、毒性は認められていない。突然変異性はなく、染色体異常も起こさない。

木炭

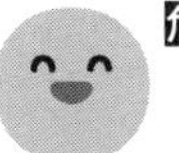

【用途】製造用剤**【主な使用食品】**全般**【表示名】**木炭**【合成・天然】**天然**【毒性】**毒性はほとんどないと考えられる

【解説】マダケ、モウソウチク、シラカバ、チョウセンマツ、ウバメカシなどの幹枝や種子を炭化してえられたもの。竹や樹木から作られた炭は、水道水の浄化や炊飯などにも利用されている。

その由来から、毒性はほとんどないと考えられる。

木灰(もっかい)

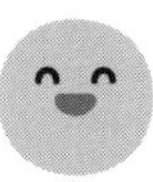

【用途】製造用剤**【主な使用食品】**全般**【表示名】**木灰**【合成・天然】**天然**【毒性】**毒性はほとんどないと考えられる

【解説】ブナなどの幹枝を灰化してえられたもの。

その由来から、毒性はほとんどないと考えられる。

木灰抽出物(もっかいちゅうしゅつぶつ)

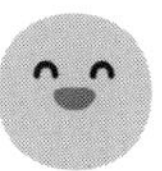

【用途】製造用剤**【主な使用食品】**全般**【表示名】**木灰抽出物**【合成・天然】**天然**【毒性】**毒性はほとんどないと考えられる

【解説】ブナやクスノキなどの幹枝を灰化してえられた灰化物を精製してえられたもの。

その由来から、毒性はほとんどないと考えられる。

モナスカス → *ベニコウジ黄色素、ベニコウジ色素*

モナスカス黄色素 → *ベニコウジ黄色素*

モナスカス色素 → *ベニコウジ色素*

モモ樹脂

危険度 1

【用途】 増粘安定剤 **【主な使用食品】** 全般 **【表示名】** ピーチガム、モモ樹脂（用途名併記）。ただし、ほかの天然の増粘安定剤（増粘多糖類）と一緒に使われると、「増粘多糖類」という表示でよい **【合成・天然】** 天然 **【毒性】** 動物実験で悪影響は見られず、変異原性もない

【解説】 モモの幹枝の樹脂成分を、分離してえられた多糖類。

モモ樹脂をえさに混ぜて、ラットに90日間あたえた実験では、死亡例は認められず、体重、病理組織学的検査、血液学的検査などで、毒性は認められなかった。突然変異性試験、染色体異常試験、マウス小核試験はいずれも陰性。

モルホリン → *モルホリン脂肪酸塩*

モルホリン脂肪酸塩

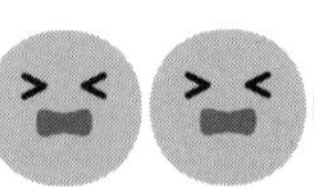

危険度 3

【用途】 被膜剤（ワックスに混ぜて使われる）**【主な使用食品】** 果実、果菜 **【表示名】** モルホリン脂肪酸塩、モルホリン **【合成・天然】** 合成 **【毒性】** 腸や肝臓、腎臓にダメージをあたえる可能性がある

【解説】 モルホリン脂肪酸塩は、ワックス（カルナウバロウなど）

に混ぜて、果実などに被膜剤として使われる。生体内では、モルホリンと脂肪酸に分解されると考えられている。

モルホリンをラットやモルモットに経口投与した実験では、腸管から出血が見られた。また、吸入試験では、肝臓と腎臓に壊死（えし）が見られた。モルモットに、モルホリンをあたえた実験でも、肝臓と腎臓に壊死が認められた。果皮に付着したモルホリン脂肪酸塩は、ふつうの洗浄では4分の3が残留するという。

野菜色素 → *赤キャベツ色素、タマネギ色素、トマト色素、ビートレッド、ムラサキイモ色素、ムラサキヤマイモ色素*

ヤマモモ抽出物

【用途】酸化防止剤**【主な使用食品】**全般**【表示名】**ヤマモモ抽出物（用途名併記）**【合成・天然】**天然**【毒性】**毒性は認められていない

【解説】ヤマモモの果実、樹皮、または葉より、水、エチルアルコール、またはメチルアルコールで抽出してえられたもの。

ヤマモモ抽出物をえさに混ぜて、ラットに3か月間食べさせた実験で、毒性は認められていない。突然変異性も認められていない。

葉緑素 → *クロロフィリン、クロロフィル*

ラカンカ → *ラカンカ抽出物*

ラカンカエキス → *ラカンカ抽出物*

ラカンカ抽出物

危険度
2

【用途】甘味料**【主な使用食品】**全般**【表示名】**ラカンカエキス、ラカンカ抽出物、ラカンカ（用途名併記）**【合成・天然】**天然**【毒性】**染色体異常試験で陽性

【解説】ウリ科ラカンカ（羅漢果）の果実より、水、メチルアルコール、またはエチルアルコールで抽出してえられたもの。あるいはメチルアルコールで抽出し、植物油を用いて油溶性成分を除去したものよりえられたもの。ラカンカは中国原産で、その実は古くから甘味料や生薬として利用されている。

ラカンカ抽出物を水に混ぜて、ラットに90日間飲ませた実験で、死亡例はなく、毒性は認められなかった。また、ラカンカ抽出物をえさに混ぜて、ラットに90日間あたえた実験では、死亡例はなく、体重、血液学的検査、病理組織学的検査などで異常は認められなかった。

ただし、染色体異常試験では陽性の結果となっている。突然変異性試験とマウス小核試験はどちらも陰性。

ラクトフェリン → *ラクトフェリン濃縮物*

ラクトフェリン濃縮物

危険度
1

【用途】製造用剤**【主な使用食品】**全般**【表示名】**ラクトフェリン濃縮物、ラクトフェリン**【合成・天然】**天然**【毒性】**毒性はほとんどないと考えられる

【解説】 哺乳類の乳を脱脂分離したもの、または乳糖より精製し、濃縮してえられたもので、主成分は、ラクトフェリン。

その由来から、毒性はほとんどないと考えられる。

ラッカイン酸 → *ラック色素*

ラック → *ラック色素*

ラック色素

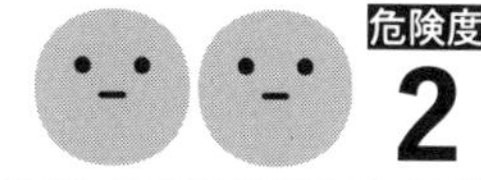

【用途】 着色料（赤く着色する）**【主な使用食品】** 清涼飲料水、ゼリー、キャンディなど **【表示名】** ラック色素、ラック、ラッカイン酸（用途名併記）**【合成・天然】** 天然 **【毒性】** 耳下腺と腎臓への影響が心配

【解説】 ラック色素は、東南アジアに生息するカイガラムシ科のラックカイガラムシが分泌する樹脂状物質から、水で抽出してえられる。

ラットに、ラック色素を混ぜたえさを食べさせた実験で、耳下腺の肥大と腎臓障害が見られた。

ラムザン → *ラムザンガム*

ラムザンガム

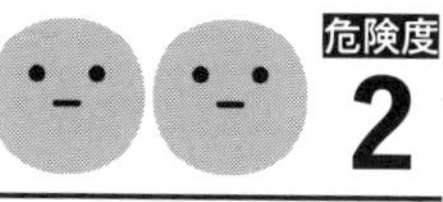

【用途】 増粘安定剤 **【主な使用食品】** 全般 **【表示名】** ラムザンガム、

ラムザン（用途名併記）。ただし、ほかの天然の増粘安定剤（増粘多糖類）と一緒に使われると、「増粘多糖類」という表示でよい**【合成・天然】**天然**【毒性】**安全性の確認が不十分

【解説】細菌のアルカリジェネシスの培養液より、分離してえられた多糖類。

安全性の確認が、まだ十分行われていない。

ラムノース→*L*－ラムノース

卵殻（らんかく）Ca（カルシウム）

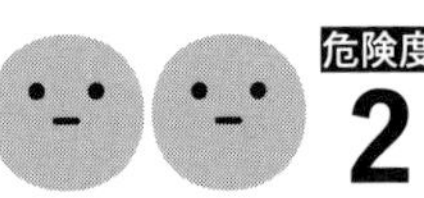

【用途】栄養強化剤、製造用剤**【主な使用食品】**全般**【表示名】**卵殻Ca、卵殻カルシウム、または表示されない**【合成・天然】**天然**【毒性】**使いすぎると安全性に問題

【解説】卵殻を焼成してえられたもので、主成分は酸化カルシウム。酸化カルシウムは生石灰（せいせっかい）ともいい、皮膚や粘膜に付着すると炎症を起こし、誤飲すると口や食道、胃がただれたり、脹（は）れたりして痛みを感じる。したがって、過剰に摂取すると、問題があるといえよう。

ただし、卵殻を焼成せずに、殺菌、乾燥し、粉末にしてえられた卵殻未焼成カルシウムも、「卵殻Ca」と表示される。こちらの主成分は炭酸カルシウムであり、安全性は高いといえる。

リコリス → *カンゾウ*

リボース→*D*－*リボース*

リボフラビン→*ビタミン*B_2

硫酸アルミニウムカリウム→*ミョウバン*

硫酸アンモニウム

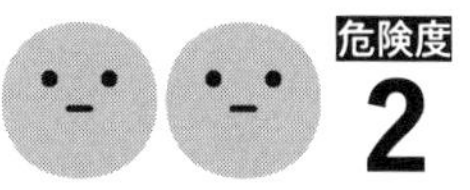

【用途】製造用剤（発酵を促進する）**【主な使用食品】**酒、パンなど**【表示名】**硫酸アンモニウム**【合成・天然】**合成**【毒性】**安全性の確認が不十分

【解説】硫酸アンモニウムは、化学肥料として使われている「硫安（りゅうあん）」のこと。添加物としては、イモ類や糖蜜などを原料とする発酵に使われている。また、パン製造の際のイーストフードとしても使われている。

しかし、安全性の確認が十分とはいえない。

硫酸カルシウム→*豆腐用凝固剤*

硫酸第一鉄

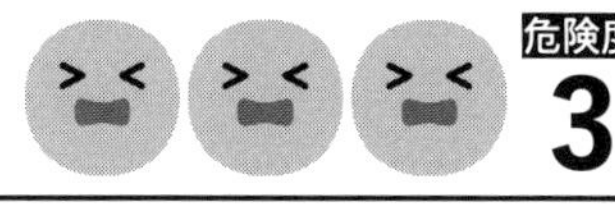

【用途】発色剤（黒豆やおたふく豆などの色を黒くする）**【主な使用食品】**黒豆、おたふく豆、漬け物、野菜、果実など**【表示名】**硫酸第一鉄（用途名併記）**【合成・天然】**合成**【毒性】**中毒症状を起こす

【解説】硫酸第一鉄のヒト推定致死量は、20～30g。ウサギに口からあたえた実験では、中毒症状を起こし、肝臓に激しい出血が見られた。人間の場合も、たくさんとって死亡したケースがあり、

激しい腸への刺激、虚脱、チアノーゼ（皮膚や粘膜が青くなること）が見られた。

硫酸 Na（ナトリウム）

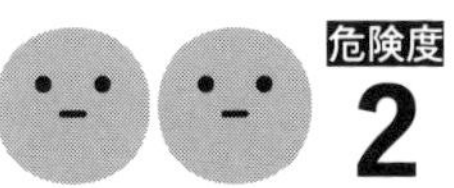

危険度 2

【用途】製造用剤**【主な使用食品】**酒、食用色素など**【表示名】**硫酸 Na、硫酸ナトリウム**【合成・天然】**合成**【毒性】**安全性の確認が不十分

【解説】酒の醸造用水の調整剤や、各種の添加物の希釈剤として使われている。

安全性の確認が十分とはいえない。

硫酸マグネシウム → *豆腐用凝固剤*

流動パラフィン

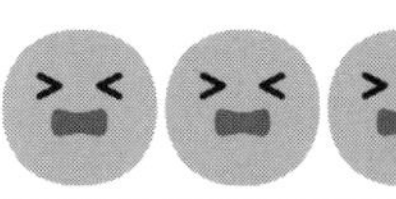

危険度 3

【用途】製造用剤**【主な使用食品】**全般**【表示名】**流動パラフィン、パラフィン、ミネラルオイルホワイト**【合成・天然】**天然**【毒性】**軟便や下痢、消化器障害を起こす心配

【解説】石油の軽質留分を取り去った残滓（ざんし）より、分留し、精製してえられたもの。

ヒトが流動パラフィンを一度に大量に摂取すると、軟便や下痢を起こすことがある。また、長期間摂取し続けると、消化器障害やビタミンの吸収阻害を起こす心配がある。

リンゴエキス → *酵素分解リンゴ抽出物*

リン酸塩

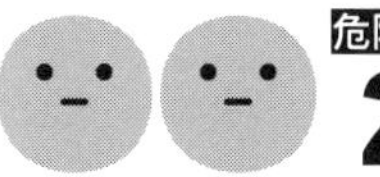

危険度 **2**

【**用途**】結着剤（食品の成分を結びつける)、製造用剤【**主な使用食品**】ハム、ウインナーソーセージ、漬け物、魚肉練り製品、佃煮、ソース、あん、しょうゆ、食酢、みそ、めん、インスタントラーメン、豆腐、チーズ、アイスクリーム、ジュース、炭酸飲料水など【**表示名**】リン酸塩【**合成・天然**】合成【**毒性**】過剰に摂取すると問題

【**解説**】リン酸塩の場合、「リン酸塩（Na）」「リン酸塩（Na、K）」「リン酸塩（K）」という表示がよくあるが、それらは次のような内容を意味している。

リン酸塩（Na）＝ピロリン酸四ナトリウムとポリリン酸ナトリウム

リン酸塩（Na、K）＝ピロリン酸四ナトリウムとメタリン酸カリウム

リン酸塩（K）＝ポリリン酸カリウムとメタリン酸カリウム

ポリリン酸ナトリウムをえさに混ぜて、ラットに24週間食べさせた実験で、腎臓結石ができた。また、リン酸をたくさんとると、骨がもろくなる心配がある。

リン酸塩は、数多くの食品に添加されているので、注意が必要。

リンターセルロース

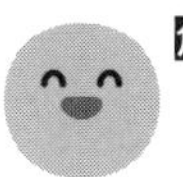

危険度 **1**

【**用途**】製造用剤【**主な使用食品**】全般【**表示名**】リンターセルロー

ス、セルロース【**合成・天然**】天然【**毒性**】毒性はほとんどないと考えられる

【**解説**】綿の実の単毛を精製してえられたもので、主成分はセルロース。綿実（めんじつ）は、食用油の原料として利用されている。

その由来から、毒性はほとんどないと考えられる。

ルチン酵素分解物

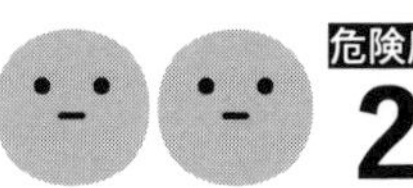

【**用途**】酸化防止剤【**主な使用食品**】全般【**表示名**】ルチン酵素分解物（用途名併記）【**合成・天然**】天然【**毒性**】腎臓への影響が心配

【**解説**】ルチンを酵素で処理した後、精製してえられたもの。

ルチン酵素分解物をえさに混ぜて、ラットに1年間あたえた実験で、腎臓への悪影響が認められた。突然変異性試験は陽性。染色体異常試験とマウス小核試験はどちらも陰性。

ルチン（抽出物）

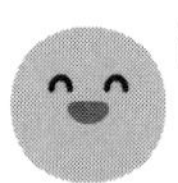

危険度
1

【**用途**】酸化防止剤【**主な使用食品**】全般【**表示名**】ルチン、フラボノイド（用途名併記）【**合成・天然**】天然【**毒性**】毒性はほとんどないと考えられる

【**解説**】小豆の全草、エンジュのつぼみや花、またはソバの全草からえられたルチンを主成分としたものをいう。エンジュは、中国原産のマメ科の高木で、そのつぼみは生薬として利用されている。

動物実験では、がんの発生はなかった。その由来から、毒性はほとんどないと考えられる。

ルチン分解物 → *クエルセチン*

ルテニウム

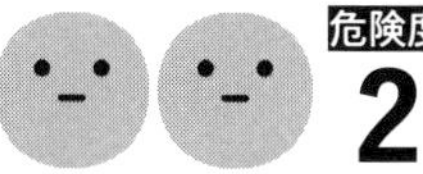

危険度 **2**

【用途】製造用剤**【主な使用食品】**全般**【表示名】**ルテニウム**【合成・天然】**天然**【毒性】**安全性の確認が不十分

【解説】金属の一種のルテニウム。ルテニウムは、よく触媒として利用されている。

安全性の確認が、まだ十分に行われていない。

レシチン → *植物レシチン、ヒマワリレシチン*

レチノール → *ビタミンA*

レバン

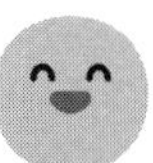

危険度 **1**

【用途】増粘安定剤**【主な使用食品】**全般**【表示名】**レバン（用途名併記）。ただし、ほかの天然の増粘安定剤（増粘多糖類）と一緒に使われると、「増粘多糖類」という表示でよい**【合成・天然】**天然**【毒性】**毒性は認められていない

【解説】枯草菌によるショ糖（砂糖）、またはラフィノース（オリゴ糖の一種）の発酵培養液より、分離してえられた多糖類。

動物実験では、毒性は認められていない。突然変異性はなく、染色体異常も起こさない。

ローズマリー抽出物

危険度 1

【用途】酸化防止剤**【主な使用食品】**全般**【表示名】**ローズマリー抽出物、マンネンロウ抽出物（用途名併記）**【合成・天然】**天然**【毒性】**毒性はほとんどないと考えられる

【解説】ローズマリー（マンネンロウ）の葉や花より、二酸化炭素、エチルアルコールで抽出してえられたもの。またはヘキサン、メチルアルコールで抽出し、溶剤を除去してえられたもの。ローズマリーの葉や花は、肉料理やハーブティーに利用されている。

その由来から、毒性はほとんどないと考えられる。

ログウッド色素

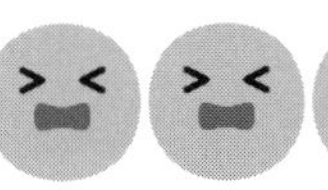

危険度 3

【用途】着色料（黒褐色に着色する）**【主な使用食品】**全般**【表示名】**ログウッド色素**【合成・天然】**天然**【毒性】**血液や腎臓への影響が心配、変異原性が強い

【解説】マメ科ログウッドの芯材より、熱水で抽出してえられたもの。

ログウッド色素をラットにあたえた実験では、軽い体重増加抑制と尿量の増加、リンパ球の減少を伴う白血球の減少が認められた。また、腎臓の重量の増加と、尿細管に褐色色素の沈着が認められた。突然変異性はないが、染色体異常が認められた。また、マウス小核試験は陽性で、赤血球が減少した。

ワサビ抽出物

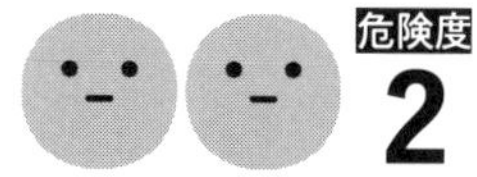

【用途】製造用剤**【主な使用食品】**全般**【表示名】**ワサビ抽出物**【合成・天然】**天然**【毒性】**安全とはいえないデータがある

【解説】ワサビの根茎、または葉より、エチルアルコールで抽出してえられたもので、成分はイソチオシアナート。

ワサビに含まれるアリルイソチオシアナートについては、研究者の間では、安全性が疑問視されていて、さまざまな動物実験が行われている。

アリルイソチオシアナートをラットに経口投与した実験では、膀胱に良性の腫瘍が発生した。変異原性があり、染色体に異常を起こす。またDNA修復に異常をもたらす。

ワサビには、もともと強い殺菌力があるが、それから特定の成分を抽出しているため、作用が強くあらわれるようである。

ワニリン → *バニリン*

ワラ灰抽出物 → *イナワラ灰抽出物*

付　録　原材料表示のチェックポイント

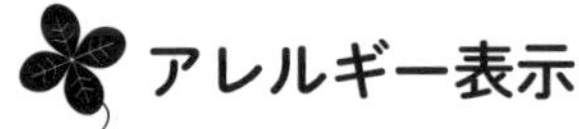

アレルギー表示

✲義務の７品目と推奨の21品目

市販の食品の中には、「原材料の一部に小麦、乳を含む」、あるいは「アレルギー物質：卵、大豆」などという特別な表示があります。また、「しょうゆ（大豆、小麦を含む）」「植物性たんぱく（大豆、小麦）」などという表示もあります。これらは、アレルギー物質を含むことを示したものです。つまり、アレルギーを起こしやすい原材料を表示することで、注意を喚起しているのです。

アレルギー表示は、食品衛生法に基づいて行われてきましたが、2015年４月に食品表示法が施行されてからは、それに基づいて行われています。人によっては、アレルギー物質を摂取することによって、アナフィラキシーショックという、激しい症状を起こすことがあり、場合によっては死亡するケースもあります。そうした被害を防ぐために、**激しいアレルギー症状を起こす食品７品目について表示を義務づけているのです。それらは次のものです。**

卵、乳、小麦、えび、かに、そば、落花生

さらに、**一般にアレルギーを起こすことのある食品として、表示を推奨しているものが21品目あります。それは、次のものです。**

アーモンド、あわび、いか、いくら、オレンジ、カシューナッツ、キウイフルーツ、牛肉、くるみ、ごま、さけ、さば、大豆、鶏肉、バナナ、豚肉、まつたけ、もも、やまいも、りんご、ゼラチンこれらの21品目は、表示が義務づけられているわけではなく、「できるだけ表示してほしい」というもので、表示するかしないかは業者の判断に任されています。ただし、業者としては、製造した食品によって、アレルギーが発生して問題になるのは避けたいという考えからか、自主的に表示しているケースが多いようです。

なお、原材料名のところに、表示義務のある7品目、そして、推奨品目の21品目が表示されて、それらが使われていることが明らかにわかる場合は、特別な表示はしなくてもよいことになっています。たとえば、みその場合、「原材料名　大豆、米、食塩」という表示がよくありますが、ここに「大豆」と書かれ、それが含まれることがわかるので、これ以外の特別な表示は必要ないのです。

それから食品表示法の施行に伴って、アレルギー表示は原則として原材料の一つ一つに対してその旨を表示する「個別表示」がなされることになりました。これまでは原材料名の最後に、「(原材料の一部に大豆、卵、乳成分を含む)」などと、まとめて原材料に含まれるアレルギー物質が表記されることがありましたが、それを止めて、「パーム油(大豆を含む)」「マヨネーズ(卵を含む)」などと、個別の原材料についてアレルギー物質が表示されるようになったのです。

食物アレルギーを起こす人は、増える傾向にあります。表示をよく見て、被害に遭わないように注意してください。

遺伝子組み換え食品の表示

✻遺伝子組み換え作物とは

現在、日本では、厚生労働省が安全性を承認した遺伝子組み換え作物を食品として利用することが認められています。したがって、それらを原材料として使った食品が販売されているという実態があるのです。

遺伝子組み換え作物とは、細菌やウイルスなど別の生物の遺伝子の一部を切り取り、大豆やトウモロコシなどの植物の細胞に組み込んで、それを育て上げたものです。場合によっては、人工的に作った遺伝子を組み込むこともあります。日本では、すでに320品種以上の遺伝子組み換え作物が安全と判断され、食品として流通できることになっています。作物としては、じゃがいも、トウモロコシ、大豆、ナタネ、綿、アルファルファ、パパイヤなどで、小麦は入っていません。これらの多くは、害虫抵抗性と除草剤耐性の作物です。

害虫抵抗性とは、文字どおり特定の害虫、すなわち作物を食い荒らす昆虫に抵抗性をもっているということです。今、アメリカやカナダなどで栽培されているのは、蛾の幼虫やてんとう虫に抵抗性のある作物です。バチルス・チューリンゲンシスという土壌などに生息する細菌（通称BT菌）の遺伝子の一部を、トウモロコシやじゃがいもなどの細胞に組み込んだものです。

遺伝子の働きで、蛾の幼虫やてんとう虫が食べると死んでしまう殺虫毒素が、細胞の中に作られます。そのため、害虫の被害を受けにくいというわけです。

一方、**除草剤耐性は、特定の除草剤を使っても、枯れないとい**

うものです。これは、ある種の土壌細菌の遺伝子の一部を切り取って、作物の細胞の中に組み込みます。すると、その遺伝子が働いて、ある種の酵素が作られます。この酵素は、除草剤のグリホサート（商品名は「ラウンドアップ」）やグルホシネート（商品名は「バスタ」）などの作用を失わせる働きがあります。そのため、それらの農薬を撒布しても枯れないというわけです。

アメリカやカナダ、ブラジルなどでは、こうした害虫抵抗性または除草剤耐性、あるいは両方を兼ね備えた大豆、ナタネ、トウモロコシ、綿、じゃがいもなどが栽培されており、すでに大豆、ナタネ、トウモロコシの大半は遺伝子組み換えのものになっている状況です。

日本はアメリカから大量の食糧を輸入していますが、同国では、遺伝子組み換えされた加工用トウモロコシや大豆、じゃがいもなどが生産されています。とくに加工用トウモロコシと大豆ではそれの割合が高く、9割以上が遺伝子組み換えされたものとされています。日本はアメリカからこれらを大量に輸入し、加工食品の原料に使っています。そのため、遺伝子組み換えされたものが原材料に使われている可能性が高いのです。

❇遺伝子組み換え食品の表示の仕方

遺伝子組み換え作物を原材料として使っている加工食品については、食品表示法に基づいて表示が義務づけられています。それは、次のような3種類の表示です。

・「遺伝子組換え」あるいは「遺伝子組換えのものを分別」
・「遺伝子組換え不分別」
・「遺伝子組換えでない」あるいは「遺伝子組換えでないものを分別」

「遺伝子組換え」という表示は、遺伝子組み換え作物を原材料に使っている場合になされます。たとえば、コーンスナック菓子を製造する際に、遺伝子組み換えされた加工用トウモロコシを使っていた場合、原材料名のところに、「トウモロコシ（遺伝子組換え）」と表示されるわけです。

「遺伝子組換え不分別」は、遺伝子組み換え作物とふつうの作物が分別されておらず、混じり合っている可能性がある場合に表示されます。

たとえば、ある地域で、遺伝子組み換えの加工用トウモロコシと非組み換えのトウモロコシが栽培されていたとします。それらを収穫した際、とくに非組み換えのものだけを集めたのでなければ、組み換えされた加工用トウモロコシも含まれることになります。こういう場合に「トウモロコシ（遺伝子組換え不分別）」と表示されるのです。

「遺伝子組換えでない」という表示は、文字どおり遺伝子組み換えされていない作物を原料に使っている場合に使われます。これは任意表示で、表示をしてもしなくてもかまいません。

一方、「遺伝子組換え」「遺伝子組換え不分別」という表示は義務表示で、これらに該当する原材料を使った場合、表示をしなければなりません。

なお、大豆やトウモロコシなどで、意図的ではなく遺伝子組み換えのものが混じってしまった場合、全体の５％以下であれば「遺伝子組換えでない」の表示が認められていましたが、これについては消費者庁が見直しを検討し、「不検出」の場合のみ、「遺伝子組換えでない」という表示が認められることになり、2023年４月から施行されます。

✼「遺伝子組換え」表示がされない食品

ところで、加工食品の中には、原材料に遺伝子組み換え作物を使っていても、「遺伝子組換え」という表示がなされていないものがあります。たとえば、大豆油やしょうゆです。

大豆油の場合、大豆から油を搾（しぼ）り出して、余計なタンパク質などは取り除かれます。遺伝子組み換え大豆は、細菌などの遺伝子を組み込み、その働きでタンパク質からなる殺虫毒素や酵素を作るようにしたものですが、油を取り出す際に、それらのタンパク質は取り除かれ、大豆油には含まれません。また、組み込まれた遺伝子も見つかりません。そのため、組み込まれた遺伝子が大豆油におよぼす影響はほとんどないという理由で、「遺伝子組換え」という表示をしなくてもよいのです。

しょうゆも同様です。しょうゆは、大豆を発酵させることで作られます。その発酵の過程で、組み込まれた遺伝子が作り出したタンパク質は分解されてしまいます。また、しょうゆからは、組み込まれた遺伝子も見つかりません。そのため、表示が免除されているのです。

ちなみに、市販のしょうゆには、たいてい「大豆（遺伝子組換えでない）」という表示がされています。遺伝子組み換え作物を嫌う傾向にある日本の消費者心理をメーカーが考慮して、遺伝子組み換えでない大豆を輸入して使っているのです。そのことを消費者にアピールするために「大豆（遺伝子組換えでない）」と表示しているのです。

加工用トウモロコシの場合、遺伝子組み換えのものを原料として作られたコーン油、あるいは組み換えのものを原料として作られたデンプンから製造された水あめ、還元水あめ、果糖ぶどう糖液糖、デキストリン（ぶどう糖がいくつも結合しているもの）なども、大豆やしょうゆと同様に、「遺伝子組換え」や「遺伝子組換え不分別」の表示はしなくてもよいのです。

さらに、遺伝子組み換えのナタネから作られたナタネ油、同じく遺伝子組み換え綿実（めんじつ）から作られた綿実油なども、表示が免除されています。したがって、実際には遺伝子組み換え作物が原料に使われていても、表示されないケースが多いのです。

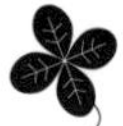 ゲノム編集食品の表示

✲どちらの技術で作られたかで表示が異なる

ところで、遺伝子組み換え食品と同様に、ゲノム編集食品が販売されることが認められました。

ゲノム編集とは、ＤＮＡ切断酵素を使って、DNA 上の目標とする遺伝子を破壊したり、別の遺伝子を挿入したりする技術のことです。

この技術を利用して作られた食品がゲノム編集食品で、主に2種類あります。

一つは、DNA を狙ったところで切断して、特定の遺伝子の機能を止めたもので、筋肉量の多いマダイなどが知られています。もう一つは、狙ったところに別の遺伝子を組み入れるものです。従来の遺伝子組み換えでは、遺伝子がどこに組み入れられるかわ

かりませんでしたが、ゲノム編集では狙ったところに組み入れることができます。

厚労省では、特定の遺伝子の機能を止めることで作られたゲノム編集食品については、従来の品種改良と区別できないという理由で、任意の届け出だけで販売を認めることとし、2019年10月1日から届け出を受けつけました。また、消費者庁は、この類のゲノム編集食品の表示は義務づけないことを決めました。

一方、別の遺伝子を狙ったところに組み入れて作られたゲノム編集食品は、従来の遺伝子組み換え食品と同様に扱われます。つまり、食品として流通させるためには、厚労省の安全性審査を受けなければならず、また表示も必要なのです。

しかし、表示については、従来の遺伝子組み換え食品と同様な形になるため、大豆油、しょうゆ、コーン油、水あめ、果糖ぶどう糖液など多くの食品について、この類のゲノム編集作物が原料として使われていても、表示はされないことになります。

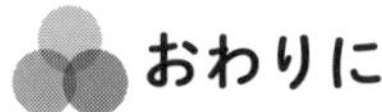

おわりに

私が食品添加物に関心をもったのは、20歳代前半の時です。住まいの近くにあったスーパーで買い物をしていた際、「合成保存料」という表示の食品が多いことに気づきました。「保存料」とは、食品の保存性を高めて日持ちさせる働きがあるということですが、食品が腐敗するのは細菌が栄養素を分解するからであり、保存料はそれを防ぐ働きがあるということです。私はそのことに疑問を抱きました。

なぜなら、その働きを発揮するためには細菌を殺したり、その増殖を抑えなければならず、それは少なからず毒性があることを意味しており、そんな物質を食品に添加していいものかという素朴な疑問がわいたからです。それから添加物に関して調べたり、取材するようになりました。さらに添加物に関する本も執筆してきました。そして、40年以上が経過しました。

その間、添加物をめぐる状況はずいぶん変わりました。合成添加物が消費者に嫌われるようになり、それに代わって天然添加物の使用が増えていきました。また、以前は「合成保存料」や「合成着色料」などの用途名しか表示されませんでしたが、今は添加物の具体名（物質名）が表示されています。

さらに肥満や高血糖の人が増えて、その反動としてダイエットブームが訪れ、低カロリーやゼロカロリーの合成甘味料が盛んに使われるようになりました。それとともに、添加物の数はどんどん増え、今や市販の加工食品のほとんどに使われているといった状況です。

しかし、その添加物に不安を抱いている人は多いと思います。私もその一人です。ただし、添加物がどんなもので、どの程度の危険性があるのかわかれば、その不安は少なくできます。当然ながら危険な添加物を知れば、それを避けることができるからです。さらに、加工食品に含まれる添加物の合計の危険度がおおよそわかれば、「食べていいか」「食べてはいけないか」、自分で判断できます。本書は、それを可能にするために書きあげたものです。

私自身、これまでカップラーメンやケーキなどを食べて下痢をしたり、清涼飲料水を飲んで気持ちが悪くなったり、コンビニ弁当や駅弁を食べてお腹が痛くなったりという、つらい経験を何度もしてきました。これらの原因は、添加物と考えられます。なぜなら、無添加の加工食品を食べた際には、そんな症状に陥ることはまったくないからです。

そうした経験から、添加物の危険度を知って、市販の加工食品の安全性を自分で判断することの重要性を痛切に感じています。

おそらく似たように感じている方も多いのではないでしょうか。そんな方は、ぜひ本書を使って、市販の加工食品について、「食べていいか」あるいは「食べないほうがいいか」をご自分で判断してみてください。

そうすることで、舌や歯茎の刺激感、胃部不快感、下痢などのつらい思いをしなくてもすむようになると思います。また、危険性の高い添加物をとらないようにすることで、結果的には、ご自身やご家族ががんになるリスク、あるいは肝臓や腎臓、免疫などの機能低下、アレルギーなどになるリスクを減らすことができると考えられます。

本書が、みなさんの健やかな生活にお役に立つことを切に願っています。

2020年２月

渡辺雄二

著者紹介

渡辺雄二（わたなべ・ゆうじ）

1954年9月生まれ。栃木県宇都宮市出身。千葉大学工学部合成化学科卒。消費生活問題紙の記者を経て、82年からフリーの科学ジャーナリストとなる。以後、食品、環境、医療、バイオテクノロジーなどの諸問題を、『朝日ジャーナル』『週刊金曜日』『中央公論』『世界』『新潮45』『日刊ゲンダイ』などの雑誌や新聞に執筆。とりわけ、食品添加物、合成洗剤、遺伝子組み換え食品などに詳しく、全国各地で講演も行っている。
著書の『食べてはいけない添加物　食べてもいい添加物』『コンビニの買ってはいけない食品　買ってもいい食品』『飲んではいけない飲み物　飲んでもいい飲み物』『買ってはいけないお菓子　買ってもいいお菓子』（だいわ文庫）は、10万部を超え、『食べるなら、どっち!?』（サンクチュアリ出版）と『加工食品の危険度調べました』（三才ブックス）は20万部を超えるベストセラーに。1999年に出版した、『買ってはいけない』（共著、金曜日）は200万部を突破し、その後も『買ってはいけない』シリーズを出版し続け、2014年9月にはシリーズ10冊目となる『新・買ってはいけない10』を上梓。「買ってはいけない」のコラムは現在も『週刊金曜日』に連載し続けており、連載は23年以上続いている。

最近の著書

『口にしてはいけない　発がん性添加物』（河出書房新社）、『OK食品NG食品　どちらを食べますか？』（WAVE出版）、『子どもに「買ってはいけない」「買ってもいい」食品』（大和書房）、『体を壊す10大食品添加物』『体を壊す13の医薬品・生活用品・化粧品』（幻冬舎新書）、『早引き・カンタン・採点できる食品添加物毒性判定事典』『これなら食べてよし!』（メタモル出版）、『40代から食べるなら、どっち!?』（サンクチュアリ出版）、『プライベートブランド食品の危険度調べました』（三才ブックス）など。

[最新版]食品添加物 ハンドブック

2020年4月1日　第1刷発行

著　者　渡辺　雄二
発行者　唐津　隆
発行所　株式会社ビジネス社
〒162-0805　東京都新宿区矢来町114番地
神楽坂高橋ビル5F
電話　03-5227-1602　FAX 03-5227-1603
URL　http://www.business-sha.co.jp/

〈カバーデザイン〉谷元将泰
〈本文組版〉牛尾英則（ウシオデザイン）
〈編集協力〉田中智絵
〈印刷・製本〉モリモト印刷株式会社
〈編集担当〉山浦秀紀
〈営業担当〉山口健志

ISBN978-4-8284-2172-8

ビジネス社の既刊書

牛乳のワナ

さらば肉、乳製品！牛乳を飲むほどガンや糖尿病のリスクが高まり、骨折もしやすくなって、そしてついには早死にしてしまう！その反対に、肉と牛乳をやめれば、難病、奇病もみごとに治る！

船瀬 俊介 著

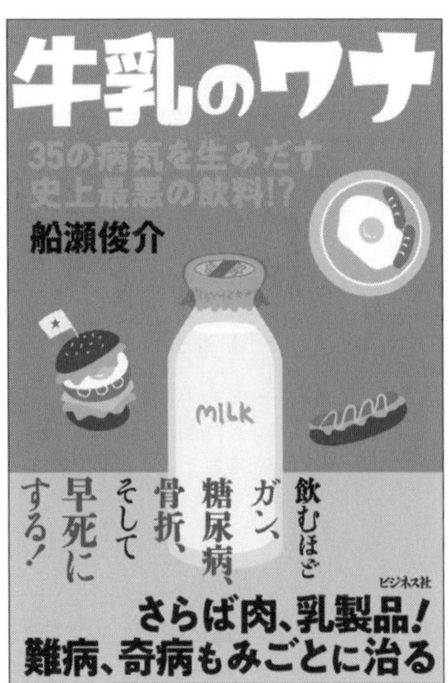

この病気は牛乳をうたがえ！

乳児死亡／牛乳アレルギー／乳糖不耐症／貧血／乳ガン／前立腺ガン／精巣・卵巣ガン／白血病／アテローム血栓症／心筋梗塞／脳卒中／糖尿病／骨粗しょう症／骨折／結石／虫歯／多発性硬化症／筋萎縮症（ALS）／リウマチ性関節炎／クローン病／大腸炎／白内障／不妊症／早死に／腸出血／虫垂炎／にきび／発達障害／自閉症／うつ病／認知症／肥満症／疲労症候群

定価　本体1600円＋税
ISBN978-4-8284-2094-3

図解
3日食べなきゃ、7割治る！

「空腹」こそが最高のクスリ！
腹八分目で医者いらず、腹六分目で老い知らず。
食べないほうが元気で長生きできる!!
これまでの栄養学と医学常識が根底からくつがえる、
体の内側から元気になる副作用ゼロの健康法！

船瀬 俊介 著

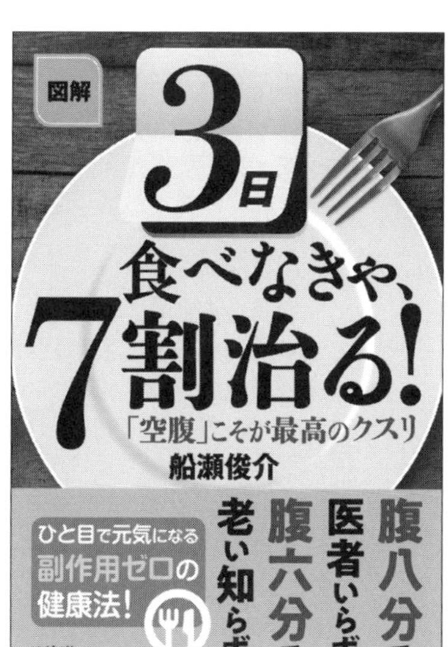

空腹がもたらす、絶大な効力

自己治癒力を呼び覚ます／空腹という快感をもたらす／頭が冴えわたる／万病の原因“血液の汚れ”を浄化／最強のデトックス法／体の悪いところが分解・排出されていく／遺伝子を活性化する／スタミナ抜群になる／免疫力が高まる／老化の原因“活性酸素”を減らして若返る

定価　本体1100円＋税
ISBN978-4-8284-2140-7